Soumia Benbernou
Abdelkader Dahmane
Fadila Larbaoui

Anestesia para pacientes obesos

Soumia Benbernou
Abdelkader Dahmane
Fadila Larbaoui

Anestesia para pacientes obesos

ScienciaScripts

Imprint

Cover image: www.ingimage.com

This book is a translation from the original published under ISBN 978-620-6-71126-1.

Publisher:
Sciencia Scripts
is a trademark of
Dodo Books Indian Ocean Ltd. and OmniScriptum S.R.L publishing group

120 High Road, East Finchley, London, N2 9ED, United Kingdom
Str. Armeneasca 28/1, office 1, Chisinau MD-2012, Republic of Moldova, Europe
Printed at: see last page
ISBN: 978-620-7-61661-9

ANESTESIA PARA PACIENTES OBESOS

PREPARADO POR: BENBERNOU SOURNIA, DAHMANE ABDELKADER, BOURADA HORIYA LARBAOUD FADILA, GHOMARD NABIL

ÍNDICE DE CONTEÚDOS

INTRODUÇÃO

Introdução :

Nos últimos anos, a obesidade tornou-se a doença não transmissível número um da história. A obesidade registou um aumento acentuado em todo o mundo, incluindo nos países em desenvolvimento. A obesidade é um importante fator de risco para as doenças cardiovasculares, a diabetes e o cancro, e pode exercer pressão sobre o sistema de saúde.

De acordo com estimativas globais recentes da OMS:

Em 2016, mais de 1,9 mil milhões de adultos tinham excesso de peso. Destes, mais de 650 milhões eram obesos.

Globalmente, cerca de 13% da população adulta mundial (11% dos homens e 15% das mulheres) eram obesos em 2016.

Na Argélia, um estudo recente salientou a existência de uma elevada prevalência de excesso de peso e obesidade numa amostra de crianças em idade escolar numa grande cidade argelina.

Consequentemente, este aumento da prevalência da obesidade na nossa sociedade inclui sistematicamente um aumento do número de doentes obesos que necessitam de cirurgia por diversas razões. O tratamento destes doentes é especial e requer recursos técnicos e conhecimentos para otimizar os resultados da sua gestão terapêutica.

Infelizmente, o excesso de peso está correlacionado com uma elevada morbilidade e mortalidade peri-operatória. A mortalidade peri-operatória é duas vezes mais elevada nos doentes cujo índice de massa corporal é superior a 30 kg/m2.

A avaliação pré-operatória do paciente obeso é, portanto, muito importante, pois permite detetar problemas e escolher a técnica anestésica mais adequada para o procedimento cirúrgico planeado. Esta avaliação permite igualmente conceber um método analgésico adequado e prevenir a ocorrência de complicações pós-operatórias.

No intra-operatório, um bom conhecimento das alterações induzidas pelo excesso de peso no destino dos agentes anestésicos permitirá escolher com discernimento o protocolo anestésico mais adequado e ajustar com precisão a dosagem. O mesmo se aplica ao domínio dos procedimentos técnicos, que podem ser particularmente difíceis nos doentes obesos. No pós-operatório, estes doentes necessitam de cuidados óptimos para evitar complicações que vão desde a simples carência de vitaminas até à paragem cardíaca.

CAPÍTULO I
INFORMAÇÕES GERAIS SOBRE OBESIDADE

1. EPIDEMIOLOGIA :

1.1. Prevalência :

Os estilos de vida modernos têm uma enorme influência nos hábitos alimentares. O aumento do sedentarismo e a falta de exercício físico são factores que favorecem um aumento de peso rápido e significativo. As principais causas da baixa taxa de procura de cuidados, apesar do aumento constante da taxa de obesidade, são :

• O contexto cultural que tolera o excesso de peso, por vezes tendendo mesmo a valorizar a obesidade como um sinal de riqueza e de boa saúde.

• A falta de encaminhamento dos doentes obesos pelos médicos e, por vezes, até a subestimação desta patologia.

• O medo de alguns doentes da cirurgia.

• A negação sentida por alguns doentes que não se consideram doentes e que acham que não precisam de tratamento.

1.2. Idade :

A prevalência da obesidade é mais elevada no grupo etário dos 40-59 anos, com uma idade média de 48 anos.

1.3. Género :

A prevalência da obesidade é mais elevada nas mulheres (38,5%) e nos homens (34,5%).

2. ESTUDO DA OBESIDADE :

2.1. Definição de obesidade :

Definição geral: A obesidade é definida como uma acumulação excessiva de gordura no corpo, com consequências nefastas para a saúde física e mental do indivíduo. Em casos normais, a gordura corporal representa cerca de 10 a 15% do peso corporal total. A gordura corporal representa cerca de 10 a 15% do peso total do corpo, sendo que nos homens jovens representa cerca de 20% do peso corporal e nas mulheres jovens 20 a 25% do peso corporal.

Definição da OMS: uma acumulação muito grande de gordura no corpo, que pode prejudicar a saúde em geral. Representa uma forma avançada de "excesso de peso", também conhecido como "sobrepeso", uma fase em que os efeitos nocivos do tecido adiposo no organismo são menos significativos.

2.2. Avaliação da obesidade :

2.2.1. Peso ideal (PI) :

Existem vários métodos para calcular o seu peso ideal.

De acordo com o índice de Broca :

PI (kg) = Altura (cm) - 100

Fórmula de Lorenz:

Altura (cm) - 150

$$PI\ (kg) = Taille\ (cm) - 100 - \frac{Taille\ (cm) - 150}{X}$$

Ou X = 4 para os homens e X = 2,5 para as mulheres

Segundo a AZZERA:

PI = Altura (cm) - 100 - (Altura (cm) - 150 / 4]

2.2.2. Com base no índice de massa corporal (IMC) :

$$IMC = \frac{Poids\ (kg)}{Taille\ (m)^2}$$

Um indivíduo é considerado obeso:

- Quando o seu peso excede 20% do seu IP

- Diz-se que a obesidade é mórbida quando o peso real é o dobro do IBP.

- IMC 18,5 a 24, 9 kg / m2 ⟶ peso ideal

IMC 25 kg/m2 - 30 kg/m2 ⟶ Excesso de peso

- IMC > 30 kg / m2——→ obesidade

-IMC > 40 kg / m2——→ obesidade mórbida

-IMC >50 kg / m2——→ obesidade super-mórbida

2.3. Os diferentes tipos de obesidade de acordo com o IMC:

Mais uma vez com base no IMC, podemos dividir a obesidade em três categorias diferentes. Obesidade moderada, obesidade grave e obesidade mórbida.

2.4.3. Obesidade moderada :

A obesidade moderada é definida como um IMC entre 30 e 35 kg/m2. Esta é considerada a forma menos grave de obesidade. No entanto, isto não significa de modo algum que não represente um risco para a saúde do indivíduo. Continua a existir um risco significativo de contrair doenças como a hipertensão arterial ou a diabetes. Além disso, o risco aumenta em função de uma série de factores, incluindo a genética e o ambiente.

2.4.4. Obesidade grave :

Depois da obesidade moderada, vem a obesidade grave. Esta forma cada vez mais preocupante é definida por um IMC entre 35 e 40 kg/m2. Como pode imaginar, a situação agrava-se e o risco de sofrer das doenças já mencionadas torna-se cada vez maior.

2.4.5. Obesidade mórbida ou maciça :

Se não forem tomadas medidas para eliminar todos esses quilos supérfluos, pode atingir-se o limiar da obesidade mórbida. Esta é a forma mais perigosa de obesidade. O IMC atinge os 40 ou mesmo os 50 kg/m2 ou mais, sendo depois designado por "obesidade maciça". A este nível, já não se trata de riscos, porque as doenças que antes ameaçavam o indivíduo são agora omnipresentes e a vida da pessoa está em perigo. Uma pessoa que sofre de obesidade mórbida ou maciça perde, em média, 2 a 5 anos de esperança de vida.

Os profissionais de saúde também avaliam os riscos a que uma pessoa obesa está exposta com base na distribuição da sua gordura corporal. A obesidade pode ser androide ou ginóide.

2.5. Tipos de obesidade segundo a morfologia :

2.5.1. Obesidade Android :

Trata-se do armazenamento de massa gorda na parte superior do corpo (pescoço, braços, abdómen). O resultado deste excesso é uma barriga grande. É geralmente causada por uma alimentação excessiva e pela **prática insuficiente de desporto**. Pode também dever-se a **perturbações hormonais** ou a **doenças genéticas**.
Este tipo de obesidade é particularmente prevalente nos homens e está associado a um risco acrescido de diabetes tipo II, hipertensão e doença arterial coronária. A presença de depósitos de gordura na região cervical pode interferir com a intubação.

2.5.2. Obesidade ginóide :

É o armazenamento de massa gorda na parte inferior do corpo, com tecido adiposo distribuído principalmente nas ancas, nádegas e coxas. Este tipo predomina nas mulheres, nomeadamente antes da menopausa.

3. Etiologias :

A obesidade pode ser explicada por uma série de factores:

- **Nutrição:** é a principal causa de obesidade nos adultos. Uma alimentação incorrecta pode ter consequências muito nefastas para a saúde. Basta um desequilíbrio demasiado grande entre o que comemos e o que gastamos em energia, e durante um longo período de tempo, para que o nosso peso aumente gradualmente. Isto pode ser explicado pela falta de atividade física diária e por um estilo de vida excessivamente sedentário (computador, televisão, etc.). De facto, as causas da obesidade também podem ser a ingestão de alimentos gordurosos, salgados ou doces, em grandes quantidades e sem respeitar os horários das refeições, que podem levar ao aumento de peso.
- **Hereditariedade:** se uma pessoa tem um familiar obeso ou com excesso de peso, o risco de se tornar obeso aumenta. Um estudo demonstrou que 70% das pessoas obesas têm pelo menos um familiar que sofre de obesidade.
- **Factores psicológicos:** em caso de grande angústia ou stress, há uma tendência para compensar comendo, sobretudo alimentos de conforto altamente

calóricos.

🕓 **O resumo:** Os adultos franceses (18-55 anos) dormem em média 7 horas por noite durante a semana. Mais de um terço dorme apenas 6 horas por noite. Além disso, metade dos adolescentes dorme menos de 8 horas por noite, contra as 8,5 horas/9,15 horas recomendadas. Vários estudos demonstraram a existência de uma correlação entre períodos de sono curtos e um IMC elevado. O risco de obesidade aumenta em 60% quando se dorme apenas 5 horas por noite. Isto explica-se por uma redução da leptina e um aumento da grelina (uma hormona que estimula o apetite).

🕓 **Factores éticos:** nos Estados Unidos, por exemplo, as populações de origem africana ou mexicana estão mais expostas à obesidade do que as populações de origem africana ou mexicana. de origem asiática.

🕓 **Condições médicas:** certas doenças endócrinas (Cushing, hipotiroidismo, etc.) ou condições terapêuticas (corticosteróides, antidepressivos, anti-histamínicos, etc.) podem favorecer o aumento de peso.

🕓 **Medicação:** alguns tratamentos podem alterar o apetite. Para evitar o aumento de peso em consequência do tratamento medicamentoso, é aconselhável prestar atenção à sua alimentação.

🕓 **Balanço energético:** o consumo de calorias, nomeadamente de lípidos, desempenha um papel importante na obesidade. O consumo de álcool também parece ser um fator determinante. Contrariamente ao que é geralmente aceite, o gasto energético está aumentado nas pessoas obesas. A falta de atividade é frequentemente a consequência, e não necessariamente a causa, da obesidade.

CAPÍTULO II
FISIOPATOLOGIA DA OBESIDADE

A obesidade é uma doença multifatorial, que envolve uma série de determinantes comportamentais, psicológicos, sociais, ambientais e biológicos, tais como factores genéticos, hormonais, metabólicos e farmacológicos, e evolui em várias fases.

1.1. Fase pré-clínica :

Associada a uma predisposição inata nos indivíduos. Poucos estudos avaliaram o impacto da hereditariedade no desenvolvimento da obesidade. Na nossa série, 60% dos doentes tinham obesidade parental.

1.2. Fase de criação :

O aumento de peso resulta de um desequilíbrio entre a ingestão e o gasto de energia.

Explicado por :

- Maus hábitos alimentares.
- Ausência de ritmo alimentar com ingestão extra-prandial de alimentos
- Escalonamento das refeições com elevado teor calórico para o final do dia.
- Aumento das rações de gordura.
- Aumento do teor calórico dos alimentos.
- A componente emocional, com tendências que vão da hiperfagia às perturbações alimentares.
- Custos de energia mais baixos
- Reduzir as despesas relacionadas com o trabalho.
- Facilitação passiva do transporte.
- Diminuição do lazer físico em favor de actividades sedentárias (televisão, computador).

1.3. Fase de manutenção :

Esta fase é acompanhada de um novo balanço energético e de alterações da capacidade de armazenamento. Os adipócitos hipertrofiam e/ou aumentam em número. Estes fenómenos estão associados a alterações da capacidade de lipogénese ou de lipólise, o que explica a elevada capacidade de armazenamento de gordura e o excesso de peso. Esta fase conduz à fase da obesidade constituída, caracterizada pelo aparecimento de co-morbilidades, tanto metabólicas (diabetes de tipo 2, hipertensão, dislipidemia, NASH) como mecânicas (apneia do sono, perturbações reumatológicas, insuficiência venosa, linfedema). Esta fase é também marcada por flutuações de peso associadas a tentativas repetidas de perda de peso, muitas vezes seguidas de recuperação de peso. Estes episódios de "iô-iô" de peso têm consequências psicológicas inegáveis (perda de autoestima, distúrbios alimentares) e consequências físicas (redução da massa magra, alterações do metabolismo energético), que acabam por conduzir a um agravamento do peso. Clinicamente, o processo de inflação adiposa torna-se crónico e a resistência à perda de peso instala-se (a chamada obesidade "refractária"). Na série de E. Koceir, o distúrbio alimentar mais comum era a hiperfagia, tal como na nossa série.

Quadro VIII: Comparação das perturbações alimentares.

Pays	Auteur	Nombre de patients	Trouble du comportement alimentaire le plus fréquent
Algérie	E. Koceir et al	40	Hyperphagie
Maroc	Notre étude	10	Hyperphagie

2. Complicações relacionadas com o terreno :

Foi estabelecida uma relação causal entre a obesidade e numerosas complicações conhecidas como comorbilidades. Estas podem ser uma ameaça à vida ou uma fonte de incapacidade significativa ou de redução da esperança de vida. Mas o mais importante é o risco de cirurgia associado a estas comorbilidades.

2.1. Complicações cardiovasculares :

A maioria das patologias cardíacas relacionadas com a obesidade resulta da adaptação cardiovascular ao excesso de massa corporal e ao aumento da exigência metabólica. A hipertensão arterial é a complicação mais frequente nos doentes obesos, ocorrendo em cerca de 34,7% dos indivíduos do estudo Obépi-Roche, com 3,6 vezes mais casos de hipertensão tratada em doentes obesos do que naqueles com um IMC < 25 kg/m2. Existem vários mecanismos fisiopatológicos que explicam o aparecimento da hipertensão arterial em doentes obesos, incluindo a resistência à insulina e a ativação do sistema nervoso simpático, mas o principal mecanismo é o aumento do tecido adiposo, particularmente do tecido adiposo perivisceral, que é o local de síntese do angiotensinogénio, um ativador do sistema renina-angiotensina que leva ao aumento da pressão arterial.

2.1.2. Insuficiência cardíaca congestiva :

O aumento da gordura corporal aumenta a pré-carga no coração, levando à HVE com dilatação, e a hipertensão aumenta a pós-carga no coração, levando ao aumento da HVE e, por fim, à insuficiência cardíaca. O impacto respiratório da obesidade não pode ser ignorado. A síndroma da apneia do sono e a hipoventilação alveolar são responsáveis pela insuficiência cardíaca direita, conduzindo, em última análise, à insuficiência cardíaca congestiva. Vários estudos observaram um aumento do tamanho da aurícula esquerda, com um risco acrescido de fibrilhação auricular em doentes obesos.

2.1.3. Doença coronária :

A obesidade aumenta o risco de doença coronária, independentemente de outros factores de risco como a diabetes, a hipertensão e a hipercolesterolemia. O risco relativo de eventos coronários é de 1,9 para os indivíduos com um IMC inicial superior a 29 kg/m2 em comparação com os indivíduos com um IMC inicial inferior a 21 kg/m2, tendo em conta a presença de co-morbilidades associadas à obesidade.

2.1.4. Complicações venosas :

Mecanicamente, a obesidade provoca uma estase venosa importante e uma alteração da qualidade do sangue. capilares, o que provoca perturbações da circulação de retorno, edema crónico descendente, perturbações tróficas com dermatófitos e um risco acrescido de erisipela.

Qualquer situação de risco tromboembólico justifica a tromboprofilaxia nestes doentes. Outros factores de risco de trombose resultam da obesidade abdominal: elevação dos marcadores pró-trombóticos, redução do potencial fibrinolítico e disfunção endotelial.

2.1.5. Doenças tromboembólicas :

A obesidade é um fator de risco importante no desenvolvimento de tromboembolismo venoso, devido ao aumento dos factores que promovem a tríade de Virchow:

• Aumento da estase venosa.

• Factores proangiogénicos: alteração do endotélio por distúrbios lipídicos.

• Hipercoagulabilidade: estado pró-inflamatório, aumento dos factores de coagulação e redução da fibrinólise.

O atraso frequente no diagnóstico e a complexidade do terreno fazem com que a doença tromboembólica venosa seja mais grave e mais fatal nestes doentes. O risco de morte por embolia pulmonar em doentes obesos é multiplicado por 12, e mais de metade dos doentes que morrem de EP no pós-operatório são obesos mórbidos.

2.2. Complicações respiratórias :

Para além da dispneia, que é muito comum, a obesidade tem muitas complicações respiratórias que precisam de ser investigadas.

2.2.1. Síndrome da apneia e hipopneia obstrutiva do sono (SAHOS) :

A SAHOS é uma doença caracterizada por obstrução repetida das vias aéreas superiores, responsável por episódios de dessaturação e numerosos despertares noturnos. A sua definição inclui critérios que devem ser procurados antes de se fazer o diagnóstico, que só é aceite se o critério A e/ou o critério B em associação com o critério C estiverem presentes:

A	Hyersomnolence diurne
B	Au moins deux des symptômes suivants : o Sommeil non récupérateur o Étouffements nocturnes o Éveils multiples o Fatigue o Troubles de concentration
C	> 5 événements obstructifs/heure de sommeil en polysomnographie ou polygraphie de ventilation

O registo polissonográfico é o exame de referência para documentar as anomalias respiratórias que ocorrem durante o sono. Os resultados devem ser sempre interpretados à luz dos dados do exame clínico.

Numerosos estudos demonstraram a responsabilidade da SAHOS no aumento do risco cardiovascular, do risco de hipertensão arterial, de doença coronária, de perturbações do ritmo e da ocorrência de acidentes vasculares cerebrais. A SAHOS tem um impacto no metabolismo dos hidratos de carbono e está associada a um aumento da resistência à insulina, contribuindo para o desenvolvimento da diabetes tipo 2.

2.2.2. Síndrome da obesidade-hipoventilação (OHSS):

Esta síndrome é definida pela associação da obesidade e de uma hipercapnia diurna de 45 mmHg nos gases sanguíneos, sem outra etiologia que a explique. Nestes doentes, os gases sanguíneos podem igualmente revelar um efeito de shunt, definido como uma soma de $PaO2+PCO2<120$ mmHg, ou uma hipoventilação alveolar, definida como uma hipercapnia de 45 mmHg.

2.2.3. Hipertensão arterial pulmonar (HAP):

A pressão arterial pulmonar aumenta em paralelo com o aumento de peso. Isto deve-se à vasoconstrição pulmonar induzida pela hipóxia crónica. A disfunção do ventrículo esquerdo, o aumento das pressões de enchimento e o aumento do débito cardíaco contribuem para um aumento das pressões pulmonares, definido como pressão arterial pulmonar média (PAPm) > 25 mm Hg em repouso. A cateterização do coração direito é a medida de referência.

2.3. Complicações metabólicas :

2.3.1 Diabetes tipo 2 :

O aumento das gorduras intra-abdominais, hepáticas e musculares é acompanhado por um aumento dos ácidos gordos livres circulantes no sangue. O resultado é uma diminuição de todos os fenómenos controlados pela insulina, a utilização muscular da glicose, o abrandamento da produção hepática de glicose e a inibição da lipólise. A resistência à insulina evolui frequentemente para diabetes, que é uma complicação frequente da obesidade, mas não está presente em todos os obesos, pois nem todos os obesos são resistentes à insulina. Este facto pode ser explicado por variações n a capacidade de armazenamento de gordura entre indivíduos. De facto, o desenvolvimento de 2 requer duas condições: resistência à insulina e disfunção das células B. Ambas as condições têm uma componente familiar que as reforça, independentemente dos antecedentes de obesidade.

2.3.2. Dislipidemia :

A obesidade visceral leva a um aumento da concentração plasmática d e ácidos gordos livres através da hidrólise dos triglicéridos armazenados no tecido adiposo. Este aumento favorece a acumulação de triglicéridos nos músculos e no fígado e favorece a resistência à insulina. A hiperinsulinemia gerada ativa então a expressão dos genes que regulam o transporte de esteróis, contribuindo para a dislipidemia, mas aumentando também a resistência à insulina. A produção hepática de VLDL (lipoproteínas de muito baixa densidade) e de triglicéridos aumenta. O aumento da transferência de triglicéridos das VLDL para as HDL (lipoproteínas de alta densidade) provoca a instabilidade das partículas de HDL. A hipertrigliceridemia contribui para a formação de partículas densas de LDL (lipoproteínas de baixa densidade), que são particularmente aterogénicas, tal como a hipertrigliceridemia e a redução das HDL.

2.3.3. Síndroma metabólico

Uma entidade controversa, definida pela American Heart Association e pelo National Heart Lung And Blood Institute. Pela combinação de três ou mais dos critérios enumerados no quadro X :

Critère	Seuils
Obésité abdominale	≥ 102 cm chez les hommes ≥ 88 cm chez les femmes
Hypertriglycéridémie Faibles taux de cholestérol HDL (un traitement spécifique à ce trouble peut également servir d'indicateur)	≥ 1,7 mmol/L < 1,0 mmol/L chez les hommes < 1,3 mmol/L chez les femmes
Hypertension (un traitement antihypertenseur chez un patient avec des antécédents d'hypertension peut également servir d'indicateur)	Tension systolique ≥ 130 mmHg Ou Tension diastolique ≥ 85 mmHg
Glycémie à jeun élevée (un traitement antidiabétique peut également servir d'indicateur)	≥ 5,5 mmol/L

Outras anomalias biológicas são igualmente frequentes nos indivíduos obesos: hiperuricemia frequentemente associada a hipertrigliceridemia, anomalias da coagulação e da fibrinólise com um risco elevado de trombose venosa.

2.4. Repercussões endócrinas :

A obesidade tem múltiplos efeitos na reprodução feminina, começando numa idade precoce. O risco de puberdade precoce é maior nas raparigas obesas. Mais tarde na vida, a obesidade é responsável por uma redução da fertilidade, com um elevado risco de anovulação, quer através de hipogonadismo central, quer através do agravamento da síndrome dos ovários poliquísticos subjacente. A obesidade está presente em 30-75% dos casos de síndrome dos ovários poliquísticos (SOP). A influência da obesidade na expressão da SOP é complexa, com áreas de incerteza, mas a obesidade influencia inequivocamente o desenvolvimento do hiperandrogenismo através de vários mecanismos: hiperinsulinemia compensatória da resistência à insulina, redução da SHBG (sex hormone banding globulin) responsável por um aumento da fração livre dos androgénios, factores intra-uterinos não identificados e um efeito direto da leptina na função ovárica. O fenótipo da SOP das mulheres obesas é marcado por um maior hiperandrogenismo, uma elevada prevalência de anomalias metabólicas influenciadas pela obesidade, mais anomalias do ciclo menstrual e uma resposta reduzida ao tratamento de indução da ovulação. Nos homens, o impacto da obesidade na fertilidade espontânea tem sido menos estudado do que nas mulheres. No entanto, foi descrito um perfil hormonal que associa hipogonadismo hipogonadotrófico, hiperestrogenismo e uma diminuição da SHBG. Até à data, vários estudos epidemiológicos associaram a obesidade masculina à hipofertilidade dos casais.

2.5. Perturbações gastrointestinais :

A litíase biliar, a esteatose hepática e a doença do refluxo gastro-esofágico (DRGE) são as doenças mais frequentes do sistema digestivo.

2.5.1. Esteatose hepática :

A esteato-hepatite não alcoólica é uma das complicações menos reconhecidas da obesidade, da síndrome metabólica e da diabetes de tipo 2. Anatomicamente definida como uma acumulação de triglicéridos nos hepatócitos, difere da esteatose comum por ter um infiltrado inflamatório e uma evolução fibrosante independente do consumo de álcool, que pode levar a uma verdadeira cirrose e ser um ponto de partida para o carcinoma hepatocelular. O diagnóstico é sugerido pela presença de hepatomegalia esteatótica (na ecografia) ou por um aumento moderado das enzimas hepáticas, mas só pode ser confirmado por biópsia hepática. As lesões variam em intensidade, mas tipicamente incluem esteatose, inflamação, hialinose com corpos de Mallory e fibrose. A progressão da fibrose para cirrose é imprevisível. A redução do peso e a utilização de agentes sensibilizadores da insulina, como a metformina ou as dionas tiazolidinas, melhoram a esteatose e a inflamação, confirmando o papel da obesidade e da resistência à insulina.

2.5.2. DRGE :

O refluxo gastro-esofágico é duas vezes mais frequente nas pessoas obesas e ajuda a explicar o risco acrescido de adenocarcinoma do esófago observado em indivíduos obesos.

2.5.3. Litíase biliar :

A incidência anual de litíase biliar silenciosa é multiplicada por 7 nas mulheres obesas. O índice litogénico da bílis está correlacionado com o IMC. Além disso, a rápida perda de peso após uma cirurgia bariátrica ou uma dieta hipocalórica aumenta o risco de litíase ao reduzir significativamente o esvaziamento vesicular.

2.6. Complicações renais :

A insuficiência renal é uma das patologias associadas à obesidade, como demonstrado por numerosos estudos epidemiológicos. Entre elas, a glomeruloesclerose segmentar e focal ou a glomerulomegalia isolada, cuja prevalência aumenta 10 vezes em caso de obesidade maciça ou central. A obesidade é também um fator de agravamento de outros tipos de doença renal, como a nefropatia por IgA (doença de Berger), que evolui mais rapidamente para uma insuficiência renal crónica. Por último, a obesidade é um fator de risco para a litíase urinária. Os mecanismos envolvidos ainda não são totalmente conhecidos. O papel das co-morbilidades (hipertensão, diabetes de tipo 2, dislipidemia) é preponderante, mas não se pode excluir que a obesidade tenha um efeito direto através da secreção de adipocinas. Dados experimentais indicam que o excesso de leptina e de resistina e a redução das adipocinas têm um efeito deletério na função renal. A microalbuminúria é um dos primeiros marcadores de nefropatia relacionada com a obesidade.

2.7. Cancros :

Uma revisão sistemática e uma meta-análise de estudos observacionais prospectivos envolvendo quase 300.000 casos incidentes mostraram que um aumento do peso corporal de 5 kg/m2 aumenta o risco relativo de cancros do esófago, das vias biliares, dos rins, da mama e do endométrio nas mulheres, e de cancros do cólon, dos rins e da tiroide nos homens. O RR da mortalidade por cancro da mama aumenta proporcionalmente com o grau de excesso de peso, passando de 1 para um IMC < 25, para 1,34 em caso de excesso de peso, 1,63 em caso de obesidade e 2,12 em caso de obesidade maciça. Pensa-se que o excesso de ingestão de lípidos e o aumento da estradiolaemia são responsáveis pelo excesso de cancro da mama nas mulheres obesas.

2.8. Complicações osteoarticulares :

As repercussões da obesidade no sistema osteoarticular são frequentes e estão ligadas às tensões mecânicas exercidas sobre a cartilagem das principais articulações de suporte de peso - joelhos, ancas e coluna lombar. O resultado é um aumento do sedentarismo, que contribui para a obesidade, e da incapacidade, que conduz frequentemente à invalidez profissional. A gonartrose ocorre em 50% das mulheres com obesidade maciça. Numa coorte britânica, o IMC foi associado a um risco relativo de substituição protésica do joelho de 10,5 em comparação com 2,5 para a anca. A obesidade agrava as malformações congénitas da anca. É também um fator de osteonecrose da cabeça do fémur nos homens. A obesidade está ainda associada a uma elevada prevalência de doença discal degenerativa lombar, tendinite do tornozelo e fascite plantar.

2.9. Complicações dermatológicas :

Certas dermatoses benignas são mais comuns em pessoas obesas:

- Micose das pregas, intertrigo ou envolvimento das grandes pregas (submamárias, axilares, abdominais, inguinais, interglúteas), devido a maceração.
- Acne causada por um aumento das hormonas androgénicas.

• A celulite, que é uma lipodistrofia superficial que combina tecido adiposo, edema e fibrose nos adipócitos, e que pode ser observada em pessoas magras.

• Hiperidrose (ou transpiração excessiva).

• As estrias, que podem aparecer quando há uma grande tensão sobre a pele, como um grande aumento de peso ou uma gravidez.

• A acantose nigricans, uma hiperpigmentação e espessamento das grandes pregas, é uma dermatose específica da obesidade e deve ser investigada para neoplasia profunda se aparecer num indivíduo não obeso.

• Os moluscos pendulares são tumores cutâneos pedunculados benignos.

• Hiperqueratose plantar, favorecida pelo excesso de peso por ação mecânica.

2.1 O. Repercussões psicológicas :

A obesidade maciça diminui indiscutivelmente a qualidade de vida e estigmatiza as pessoas no ambiente sociocultural atual, que, embora encorajando a obesidade, tem um preconceito negativo contra ela. O ideal de "magreza" prevalecente contribui para o desenvolvimento de um sentimento de mal-estar e de exclusão, que corre o risco de reforçar as perturbações alimentares existentes e de conduzir a uma síndrome depressiva. No entanto, a obesidade também pode ser uma forma de defesa e de adaptação aos problemas pessoais, criando um equilíbrio aparente que pode ser desestabilizado após a perda de peso, levando a uma descompensação depressiva.

2.1.1. Mortalidade :

De acordo com a OMS, a relação entre a mortalidade e o IMC segue uma curva ascendente: à medida que o IMC aumenta, aumenta também o risco relativo de morte, atingindo 1,5 para um IMC entre 25 e 30. A partir de um IMC de 30, o risco de morte aumenta mais rapidamente, atingindo rapidamente 2,5 para um IMC de 35. A obesidade reduz a esperança de vida aos 40 anos em 7,1 anos nas mulheres e em 5,8 anos nos homens não fumadores.

3. ALTERAÇÕES FARMACOLÓGICAS EM INDIVÍDUOS OBESOS :

Uma boa compreensão das alterações induzidas pela obesidade no destino dos agentes anestésicos significa que o protocolo anestésico mais adequado pode ser escolhido com discernimento e as dosagens ajustadas com precisão. As principais alterações induzidas pela obesidade são farmacocinéticas, afectando a absorção, distribuição e eliminação dos medicamentos.

3.1. Alterações farmacocinéticas :

3.1.1. Absorção :

A obesidade, por si só, não afecta a absorção digestiva dos agentes anestésicos. No entanto, alguns procedimentos de cirurgia bariátrica são susceptíveis de induzir síndromes de má absorção.

3.1.2. Distribuição: Ligação às proteínas plasmáticas: No contexto do síndroma inflamatório associado à obesidade, as concentrações de a1glicoproteína ácida podem duplicar nos indivíduos obesos em relação aos indivíduos normais. observadas nos indivíduos com peso normal. Verifica-se então uma redução da fração livre e ativa dos agentes fracamente básicos que se ligam a esta proteína, como a eritromicina, a lidocaína, a bupivacaína, o propranolol, o alfentanil, o fentanil (em parte), o sufentanil, o remifentanil ou o verapamil, por exemplo.

3.1.3. Volumes de distribuição :

As alterações nos volumes de distribuição induzidas pela obesidade são multifactoriais. Um dos principais factores é o aumento da gordura corporal. A obesidade é também acompanhada por um aumento do volume sanguíneo e do tamanho dos órgãos principais, o que pode levar a um aumento do volume do compartimento central. O aumento do volume de equilíbrio da distribuição de um determinado composto depende da afinidade relativa do composto pelos diferentes tecidos. A distribuição dos agentes hidrossolúveis, cujos volumes de distribuição são frequentemente mais pequenos do que os dos agentes lipossolúveis, é geralmente apenas ligeiramente alterada. A distribuição dos agentes no tecido adiposo depende da sua lipossolubilidade, que é mais frequentemente expressa pelo coeficiente de partição octanol/água P, embora este parâmetro possa não ser fiável. nem sempre reflecte muito bem a lipossolubilidade in vivo. Alguns agentes têm um coeficiente P que reflecte uma boa afinidade pelos lípidos e a capacidade de atravessar as barreiras lipídicas, mas este coeficiente não lhes permite uma distribuição extensiva no tecido adiposo. É o caso do propofol, que tem um valor P inferior a 20. O volume de distribuição em equilíbrio (V.ss) aumentará em pacientes obesos, mas o aumento será proporcional ao aumento do peso corporal. Outros agentes distribuem-se preferencialmente no tecido adiposo, como o midazolam (P=34), o tiopental (P=89) e o diazepam (P=309). Neste caso, o aumento da s.v. será proporcionalmente maior do que o aumento do peso corporal.

3.1.4. Eliminação por metabolismo hepático :

A obesidade está associada a um aumento do débito cardíaco, do volume sanguíneo e do débito esplâncnico, embora não haja provas directas de um aumento do fluxo sanguíneo hepático; por exemplo, a depuração da lidocaína, um agente com um elevado coeficiente de extração hepática, cuja depuração sistémica está próxima do fluxo sanguíneo hepático funcional, não é aumentada pela obesidade. Os fígados dos indivíduos obesos são maiores do que os dos indivíduos com peso normal, devido a um aumento do número e do tamanho das células parenquimatosas. No entanto, a obesidade leva a uma infiltração gordurosa do fígado, e mesmo a uma fibrose hepática, que pode comprometer o funcionamento deste órgão, mesmo que os testes de função hepática habituais sejam normais. A depuração da maioria dos agentes submetidos ao metabolismo de fase I (oxidação, redução, hidrólise) é pouco alterada nos indivíduos obesos, tal como a dos agentes acetilados, apesar do aumento da atividade de certos citocromos P450. Por outro lado, a depuração hepática dos agentes conjugados aumenta de forma estreitamente correlacionada com o aumento do peso corporal.

3.1.5. Eliminação renal :

O tamanho dos rins, tal como o da maioria dos outros órgãos, está aumentado nos obesos. A taxa de filtração glomerular e a secreção tubular estão aumentadas nos obesos. Consequentemente, a depuração dos agentes eliminados por filtração glomerular está aumentada nos obesos.

3.2. Escolha dos agentes anestésicos :

O estudo das alterações induzidas pela obesidade no destino dos agentes anestésicos mostra que é impossível ter uma atitude clara e inequívoca e que o regime terapêutico deve ser desenvolvido caso a caso, tendo em conta as características conhecidas do próprio agente e não apenas a classe farmacológica a que pertence.

3.2.1. Hipnóticos intravenosos :

3.2.1.1. Tiopental :

O tiopental é um agente altamente solúvel em lípidos. Esta propriedade resulta num aumento do volume de equilíbrio de distribuição em doentes obesos. Consequentemente, embora a depuração da eliminação seja elevada nos doentes obesos, a eliminação do tiopental é retardada nesta população (28h versus 6,3h no grupo de controlo), pelo que não parece ideal propor o tiopental como agente de indução anestésica em doentes obesos, especialmente quando a técnica cirúrgica proposta é de curta duração. Se não for esse o caso, devem ser propostas doses adequadas de tiopental para pacientes obesos. Já em 1969, alguns autores defendiam que a dose de tiopental podia ser determinada com base na massa corporal magra. Esta pode ser calculada utilizando a seguinte fórmula:

- Para homens: 1,1 x peso - 128 x (peso/altura) 2
- Para as mulheres: 1,07 x peso - 148 x (peso/altura) 2
- SFAR 2012: 3-5 mg/Kg de peso efetivo.
- JARCA 2006: 7,5 mg/Kg de peso ideal.

Do ponto de vista prático, Buckley et al. recomendaram a administração de uma dose superior a 7,5 mg/kg para a indução com base no peso ideal. A necessidade desta dose mais elevada baseou-se no aumento do débito cardíaco frequentemente observado em doentes com obesidade mórbida, resultando em concentrações plasmáticas mais baixas.

3.2.1.2. Propofol :

O coeficiente de partição octanol/água do propofol mostra que é um agente lipossolúvel, mas não o suficiente para se concentrar preferencialmente no tecido adiposo. Por conseguinte, o seu volume de distribuição em equilíbrio aumenta proporcionalmente ao peso corporal. A depuração de eliminação do propofol também aumenta com o peso corporal. Por conseguinte, as influências opostas destas duas alterações na semi-vida de eliminação anulam-se mutuamente e este parâmetro não é particularmente prolongado nos doentes obesos. A dose de propofol utilizada para a indução anestésica pode ser calculada em função do peso. Quando os pacientes obesos são anestesiados com propofol em função do seu peso total, a anestesia pode ser profunda e as consequências hemodinâmicas podem ser nefastas. Para a manutenção da anestesia, as doses de propofol devem, por conseguinte, ser ajustadas ao peso real. No AIVOC, o modelo Marsh (que tem em conta o peso real) pode ser utilizado em indivíduos obesos.

Dosagem recomendada :

- SFAR 2012: 2-3 mg/Kg de peso efetivo.
- MAPAR 2010: peso ideal + 0,4 vezes o excesso de peso.

3.2.1.3. Benzodiazepinas :

A distribuição das benzodiazepinas no tecido adiposo depende da sua lipossolubilidade. O midazolam e o diazepam são preferencialmente armazenados na gordura e, por conseguinte, tendem a acumular-se em doentes obesos. Estes produtos são também metabolizados por oxidação e a sua depuração não é aumentada em doentes obesos. Por conseguinte, a sua utilização em cirurgia bariátrica não é recomendada.

3.2.1.4. Cetamina :

Não há dados sobre a farmacologia da cetamina em pacientes obesos. Alguns autores recomendam o seu uso em pequenas doses para procedimentos curtos com ventilação espontânea, devido ao seu baixo impacto nas funções cardiorrespiratórias e à sua utilidade na analgesia pós-operatória.

3.2.1.5. Agentes inalados :

Os anestésicos halogenados solúveis em gordura tendem a acumular-se no tecido adiposo e a quantidade administrada aumenta com o peso corporal para o mesmo efeito farmacológico. Em doentes obesos, este facto pode levar a um despertar tardio. Em estudos clínicos, o despertar ocorreu mais rapidamente com o sevoflurano ou o desflurano do que com o propofol ou o isoflurano. La colla et al compararam a farmacocinética do desflurano e do sevoflurano em dois grupos de pacientes com obesidade mórbida. Os resultados mostraram que a relação F(A)/F(I) (fração alveolar/fração inalada) era significativamente maior no grupo do desflurano, sendo o desflurano eliminado mais rapidamente, permitindo ao doente acordar e recuperar mais cedo os reflexos protectores das vias aéreas. O estudo de M.C. Vallejo et al. não encontrou vantagens notáveis para o desflurano em relação ao sevoflurano, embora ambos tenham sido identificados como as moléculas de escolha em indivíduos obesos. Quanto ao óxido nitroso, a sua utilização é muito limitada na cirurgia bariátrica, devido à distensão intestinal que provoca e que complica a cirurgia.

3.2.2. Morfinomiméticos :

A farmacocinética do fentanil e do alfentanil tem sido pouco estudada em pacientes obesos. Apesar da lipossolubilidade do fentanilo, a sua distribuição não é particularmente elevada nos doentes obesos. Por conseguinte, é aconselhável utilizá-lo em relação ao peso ideal. O sufentanilo, que tem um coeficiente de partição octanol/água de 1754, tem um volume de distribuição aumentado em doentes obesos. Contudo, este aumento não tem um impacto significativo no seu metabolismo. O morfinomimético que atualmente oferece mais vantagens na anestesia dos obesos parece ser o remifentanilo, embora não esteja amplamente disponível. Este facto é facilmente explicado pelas suas propriedades farmacológicas: pequeno volume de distribuição, elevada depuração, ausência de efeitos residuais, nomeadamente respiratórios. Deve ser prescrito de acordo com os regimes habituais e em função do peso ideal.

3.2.3. Relaxantes musculares :

Sendo solúveis em água, os curares não despolarizantes não apresentam um aumento significativo do seu volume de distribuição. A fim de limitar o aumento da duração do bloqueio neuromuscular, os relaxantes musculares devem ser administrados com base no peso corporal ideal. Quando se administra 0,1mg/kg de vecurónio a indivíduos obesos, observa-se um atraso na descurarização em comparação com o grupo de controlo. Este atraso n a descurarização é atribuível à sobredosagem relativa induzida pela administração de vecurónio em relação ao peso total do indivíduo obeso, apesar de a sua cinética ser pouco alterada por ser hidrossolúvel. Os curares deste tipo, que incluem também o recurónio, o atracúrio e o cisatracúrio, devem ser administrados com base no peso corporal ideal. No que diz respeito aos curares despolarizantes, deve recordar-se que a atividade das pseudo-colinesterases plasmáticas aumenta com o índice de massa corporal. É provável que este facto aumente a necessidade de succinilcolina sem alterar a duração da ação deste agente. Por conseguinte, a succinilcolina deve ser administrada com base no peso total. Esta análise pode ser alargada ao mivacúrio sem ser definitiva. Um estudo que comparou o uso de mivacúrio com base no peso total em pacientes obesos mórbidos e não obesos não encontrou diferença significativa entre os dois grupos de estudo. No entanto, outros estudos recomendam o uso de doses de mivacúrio com base no peso ideal em casos de obesidade.

CAPÍTULO III
GESTÃO ANESTÉSICA DO DOENTE OBESO

1. Período pré-operatório :

1.1. Consulta anestésica :

Antes de qualquer anestesia, o paciente e o médico anestesista/ressuscitador e o médico assistente de anestesia/ressuscitação reúnem-se para trocar informações, avaliar o estado de saúde do paciente e formular a estratégia anestésica. O objetivo do exame do doente obeso na consulta de anestesia é compreender as co-morbilidades associadas à obesidade que podem interferir com a gestão perioperatória, bem como informar o doente sobre a técnica anestésica e as complicações que podem surgir durante o período perioperatório e as medidas tomadas para as limitar.

1.1.1. Questionando :

- Dados morfológicos: idade; peso, altura, sexo.
- Cálculo do IMC: **peso [kg] / altura [rn]^2**
- Interrogatório: para conhecer os antecedentes médicos e cirúrgicos pessoais do doente, bem como os seus antecedentes familiares.
- Cálculo do peso teórico ideal e do peso ajustado.
- quaisquer alergias ou doenças atópicas.
- hábitos tóxicos: tabaco, álcool, toxicodependência.
- A presença de ressonar, episódios de apneia nocturna, despertares frequentes durante o sono (por exemplo, vocalização, mudanças de posição, movimentos das extremidades), dores de cabeça matinais e sonolência diurna são sugestivos de AOS.
- **A** procura da **síndrome de hipoventilação da obesidade**:

✓ hipoventilação alveolar crónica PaCO2 > 45 mm Hg PaO2 < 70 mm Hg
✓ obesidade (IMC > 30 kg/m2)

✓ a ausência de doença respiratória associada - independentemente de estar ou não associada à AOS.

1.1.2. Exame das vias respiratórias superiores :

A obesidade é um fator de risco para uma ventilação e intubação difíceis. O exame clínico deve ser particularmente cuidadoso, procurando outros factores preditivos de intubação e ventilação difícil.

✓ **Critérios preditivos para a ventilação numa rnasque difícil :**

- idade > 55 anos
- índice de massa corporal IMC > 26 kg/m2
- edentulismo
- ressonar
- barba
- OSA
- Limitar a protrusão mandibular

A presença de dois factores é preditiva de uma ventilação difícil com máscara. Nos obesos, a mobilidade cervical é muitas vezes limitada pelo queixo e pela gordura torácica à frente e pela gordura cervical atrás, frequentemente associada a osteoartrite cervical. A laringe é geralmente alta e anterior.

✓ **Critérios preditivos de intubação difícil :**

- IMC >35
- abertura da boca <3,5 cm e estado dos dentes
- Macroglossia
- pescoço curto
- distância tireomentoniana < 6,5 cm (ver apêndice 1)
- Mallampati classes 3 e 4 (ver apêndice 2)
- Laringoscopia direta com pontuação de Cormack 2b e 3a (ver apêndice 3)
- História de intubação difícil
- AOS e circunferência do pescoço >60cm
- Patologia cérvico-facial, queimaduras
- Pré-eclâmpsia

1.1.3. Avaliação da função respiratória :

As complicações respiratórias são a principal causa de peri-morbilidade nos doentes obesos. A avaliação respiratória pré-operatória é um passo importante na sua prevenção. Ao questionar o doente, é importante procurar sintomas sugestivos de patologia respiratória relacionada com a obesidade: síndrome de hipoventilação da obesidade, síndrome de apneia do sono, episódios de obstrução das vias aéreas superiores ou insuficiência respiratória associada. Assim como uma deformidade torácica que pode levar a uma disfunção respiratória. A preparação pré-operatória com fisioterapia respiratória pode ser indicada, nomeadamente em doentes com DPOC. A síndrome da apneia obstrutiva do sono (SAOS) deve ser sistematicamente considerada na presença de obesidade mórbida. A pesquisa é efectuada interrogando o doente e o cônjuge através do questionário **"STOP!BANG"**: uma pontuação igual ou superior a **3 pontos** deve levar a um registo polissonográfico; se for positivo, o doente deve ser equipado com um aparelho (ver anexo 4). Os doentes equipados com aparelhos de ventilação devem trazer consigo os seus aparelhos aquando da sua admissão no hospital, para que possam retomar a ventilação nocturna com pressão positiva na primeira noite do pós-operatório.

1.1.4. Avaliação cardiovascular :

A doença arterial coronária é a segunda principal causa de mortalidade pós-operatória em doentes obesos, pelo que é importante rastrear a doença arterial coronária subclínica e procurar sintomas de stress. A pontuação da NYHA é calculada para avaliar o risco cardíaco no contexto da cirurgia, tal como a pontuação de Lee em doentes com doença arterial coronária (ver apêndices 5-6). É também avaliado o risco de doença tromboembólica, que é uma complicação pós-operatória frequente em doentes obesos e que aumenta com o IMC.

1.1.5. Avaliação digestiva e metabólica :

Os doentes obesos têm um esvaziamento gástrico reduzido, razão pela qual se considera que têm o estômago cheio; o excesso de peso, em particular o aumento do perímetro abdominal, aumenta a pressão intra-abdominal e reduz a pressão do esfíncter inferior, o que aumenta o risco de inalação. Estas alterações fisiológicas e anatómicas podem conduzir à DRGE, o que expõe o doente obeso a um risco acrescido de inalação. Avaliar o risco de náuseas e vómitos no pós-operatório (NVPO) utilizando a **escala de Apfel** simplificada (ver anexo 7). A obesidade está frequentemente associada à intolerância à glicose e à diabetes tipo II, sendo importante assegurar o equilíbrio desta última antes da operação e avaliar as suas repercussões. Para o período de jejum pré-operatório, é necessário um atraso de 2 horas para líquidos claros, 6 horas para uma refeição ligeira e pelo menos 8 horas para uma refeição completa.

1.2.6. Avaliação do capital venoso :

O acesso venoso em pacientes obesos pode ser difícil devido à importância da camada adiposa, que torna as veias profundas e invisíveis para o cirurgião. Para facilitar o acesso vascular, a ecografia pode ser utilizada como auxiliar. Quando o acesso venoso é muito difícil ou impossível e a operação o exige, pode ser necessário inserir um cateter venoso central no pré-operatório.

1.1.7. Exames paraclínicos :

A requisição de exames complementares padronizados depende da patologia médica, do tipo de cirurgia e das condições de atendimento. Não existe consenso a este respeito, à exceção do cartão de agrupamento, que deve ser sistematicamente solicitado para todas as intervenções cirúrgicas. -ECG segundo a idade e o sexo: homens > 45 anos e mulheres > 50 anos, à exceção dos obesos graves IMC >40 e dos doentes com risco de doença coronária. Outros exames específicos adaptados às co-morbilidades:

EFR, ecografia cardíaca, prova de esforço, cintigrafia cardíaca, coronografia.
- Polissonografia, solicitada em caso de suspeita de AOS.

1.1.8. Avaliação dos factores de risco cirúrgico :

A pontuação ASA: Indicador de mortalidade perioperatória global utilizado pela Sociedade Americana de Anestesiologistas, que classifica os doentes em 6 categorias:

- **ASA 1:** Doente normal
- **ASA 2:** Doente com anomalia sistémica moderada.
- **ASA 3:** Doente com anomalia sistémica grave.
- **ASA 4:** Doente com anomalia sistémica grave que representa uma ameaça constante para a vida.
- **ASA 5:** Doente moribundo com poucas probabilidades de sobreviver sem

cirurgia.

• **ASA 6:** Doente declarado em morte cerebral cujos órgãos são retirados para transplante.

1.1.9. Escolha da técnica anestésica :

A anestesia loco-regional é preferida, uma vez que reduz os riscos associados à intubação difícil, à inalação e à acumulação de agentes anestésicos intravenosos. Se for necessária uma anestesia geral, esta deve ser efectuada na presença de dois anestesistas.

1.2. Requisitos anestésicos :

❖ Recomenda-se a perda de peso pré-operatória para reduzir as complicações intra-operatórias.

❖ A cessação do tabagismo deve ser encorajada no pré-operatório para minimizar o risco respiratório.

❖ Assegurar que o equipamento é adequado ao peso do doente:

· Mesa de operações com uma capacidade > 160 kg.

· Uma braçadeira de tensão arterial com uma vez e meia a circunferência do braço

· Deve ter-se especial cuidado em proteger os pontos de apoio com materiais do tipo ágar.

· A instalação difícil exige um grande número de efectivos.

· A utilização de dispositivos de transferência de deslizamento lateral para deslocar doentes obesos.

❖ Sempre que possível, deve ser dada preferência a ALR.

❖ Prevenção de náuseas e vómitos.

❖ Assegurar uma pré-oxigenação adequada.

❖ Planear uma estratégia para a intubação e a ventilação difícil.

❖ Profilaxia antibiótica adaptada ao peso ajustado ou ideal

❖ Controlo sistemático da temperatura, da profundidade da anestesia e da curarização.

❖ A utilização de fármacos anestésicos que sejam menos lipossolúveis, rapidamente reversíveis, de ação curta e com um rápido início de ação.

❖ Titulação de agentes anestésicos.

❖ Garantir uma hematose óptima através do recrutamento alveolar.

❖ Assegurar a analgesia multimodal com doses ajustadas ao peso ideal.

❖ Prevenção da doença tromboembólica.

❖ prevenir o risco de hipotermia através de um aquecimento ativo.

1.3. Informar o doente :

Da mesma forma que para o questionário pré-anestésico, informações escritas sobre anestesia e transfusão podem ser dadas ao paciente antes da consulta pré-anestésica. Este método permite geralmente que o paciente leia a informação cuidadosamente e, se necessário, peça mais pormenores ao anestesista durante a consulta. A experiência mostra que os pacientes também fazem perguntas sobre o procedimento. É da responsabilidade do anestesista explicar ao doente o procedimento planeado ou dar-lhe informações sobre o mesmo.

2. Gestão intra-operatória :

2.1. Preparar o doente :

2.1.1. Prevenção da doença tromboembólica :

Uma vez que o risco de TEV é particularmente elevado nos doentes obesos, pode ser prevenido através da utilização de meias de compressão pneumática externa intermitente dos membros inferiores no período per-operatório e, no pós-operatório, em associação com heparina de baixo peso molecular em doses preventivas adaptadas ao peso do doente (ver anexo 8).

2.1.2. Colocação de uma linha venosa :

A inserção de uma linha venosa periférica pode ser difícil - o valor da localização por ultra-sons ou a inserção de um cateter central.

2.1.3. Pré-medicação :

A pré-medicação intramuscular ou subcutânea deve ser evitada devido à imprevisibilidade da absorção do fármaco pelo tecido adiposo. Em doentes com AOS, a pré-medicação com benzodiazepinas está formalmente contra-indicada. Pode induzir apneia, e uma dose única de Midazolam intramuscular (0,08 mg kg-1) demonstrou aumentar o risco de dessaturação. A utilização de metoclopramida para aumentar o tónus do esfíncter gastro-esofágico e reduzir o risco de inalação Em doentes com DRGE, devem ser administrados bloqueadores H2 antes da cirurgia para reduzir o volume do conteúdo gástrico e aumentar o seu pH.

2.1.4. Profilaxia antibiótica :

As últimas recomendações do SFAR 2018 sobre a profilaxia antibiótica perioperatória definiram claramente a profilaxia antibiótica para os doentes obesos. Nos doentes obesos (doentes com peso superior a 100 kg e índice de massa corporal > 35 kg/m2), as doses de betalactâmicos devem ser o dobro das recomendadas para os doentes não obesos. Para a vancocimina e a gentamicina, as doses de profilaxia antibiótica são calculadas com base no peso real.

2.2 Instalação e controlo :

2.2.1. Instalação na mesa de operações :

✓ As mesas de operações normais podem suportar pesos até 130-160 kg. Para além disso, existem mesas especializadas para pesos até 450 kg, com um tampo mais largo e melhor almofadado.

✓ A deslocação do doente requer frequentemente a cooperação de todo o pessoal do BO.

✓ Os pontos de apoio são protegidos antes da indução e controlados regularmente para evitar a compressão vascular e nervosa periférica.

✓ Os dispositivos de transferência com deslizamento lateral facilitam muito a deslocação do doente.

✓ Propensão para a posição supina com a cabeça elevada: esta é a posição de eleição para os doentes obesos na indução ou no intra-operatório. Limita a compressão torácica pela massa visceral abdominal.

✓ A posição sentada ou semi-sentada apresenta poucos problemas respiratórios, com poucas alterações na relação ventilação/perfusão.

✓ Hemodinâmica. A posição de decúbito lateral é frequentemente preferida, com uma reserva quanto à posição de decúbito lateral direito, onde a síndrome da veia cava é frequentemente significativa.

✓ A posição de Trendelenburg: é a mais deletéria do ponto de vista respiratório. Para além da dificuldade de expansão dos pulmões, que pode ser maior na laparoscopia, o risco de atelectasia e a probabilidade de intubação selectiva são elevados.

2.2.2. Monitorização hemodinâmica :

A monitorização hemodinâmica do doente obeso não é específica, mas é fundamental que seja adaptada à morfologia e à história do doente.

2.2.3. Um electrocardioscópio normal tem cinco parâmetros:

Pressão arterial não invasiva, frequência cardíaca, frequência respiratória, medição periférica da saturação de oxigénio pulsado (SPO2). Âmbito do ECG.

2.2.4. Medição não invasiva da tensão arterial :

Isto deve ser feito com uma braçadeira do tamanho correto (1,5 vezes a circunferência do braço). Os valores obtidos com uma braçadeira demasiado pequena sobrestimam a tensão arterial.

✓ Capnografia

✓ É indispensável o controlo da curarização.

✓ Controlo da profundidade da anestesia (índice bi-espetral)

✓ Controlo da temperatura

✓ A glicemia capilar baseia-se na história do doente.

2.3. Pré-oxigenação :

O risco de dessaturação rápida (diminuição da capacidade residual funcional e aumento do consumo de oxigénio), a dificuldade de ventilação com máscara ou a dificuldade de intubação fazem da indução um período de alto risco para os doentes obesos. A pré-oxigenação em posição proclinada atrasa a dessaturação nos doentes obesos, com um ganho de quase um minuto em comparação com o decúbito estrito A aplicação de uma PEEP (pressão expiratória positiva) de pelo menos 10 cmH2O em modo CPAP durante a pré-oxigenação e durante 5 minutos após a indução reduz as atelectasias pós-intubação. A manutenção da PEEP melhoraria a PaO2 e aumentaria o tempo de apneia em aproximadamente um minuto. A ventilação não invasiva (VNI) em modo de ajuda à inspiração

(AI) + PEEP durante 5 minutos melhoraria igualmente a pré-oxigenação em termos de eficácia e de prevenção da dessaturação. A combinação de uma ventilação não invasiva imediatamente seguida de uma manobra de recrutamento parece ser a proposta ideal.

2.6. Indução anestésica em pacientes obesos :

A indução deve ser efectuada por, pelo menos, dois anestesistas, um dos quais deve ser experiente.

2.4.1. A escolha dos medicamentos: 1- Tiopental :

Tal como acontece com outros fármacos altamente lipofílicos, os volumes de distribuição terminal e em estado estacionário do tiopental são três a quatro vezes superiores nos doentes obesos, pelo que se espera um efeito prolongado deste fármaco. Uma extensa investigação sobre eventos respiratórios significativos na sala de recobro identificou separadamente a obesidade e o uso de tiopental como factores de risco para hipoxemia pós-operatória. Nestas condições, pode não ser ideal propor o tiopental como agente de indução para anestesia em doentes obesos, especialmente para procedimentos de duração relativamente curta.

2- Propofol :

O propofol é certamente um agente lipossolúvel; não se regista qualquer acumulação quando se utiliza uma dose comparável à proposta para indivíduos com peso normal. O propofol é eliminado após ter sido conjugado: a sua depuração aumenta também com o peso corporal. A dose deve ser calculada com base no peso ajustado, idealmente titulada com AIVOC.

3- Etomidato :

Não existem estudos em doentes obesos. É também uma molécula lipossolúvel e, dado o provável aumento do volume de distribuição, a dose de indução deve basear-se no peso total.

4- Cetamina :

A cetamina é um agente altamente lipossolúvel, pelo que o volume de distribuição poderia teoricamente ser aumentado em doentes obesos, com um risco de acumulação.

5- Benzodiazepinas :

A sua ampla distribuição na gordura e a sua longa semi-vida de eliminação explicam os seus efeitos prolongados, que devem ser evitados.

6- Curares :

Os curares são agentes solúveis em água. O aumento dos compartimentos de água do corpo nos doentes obesos explica as dificuldades encontradas na especificação dos regimes de dosagem para esta população.

· **Para suxarnethoniurn**: Devido a um aumento da atividade da pseudocolinesterase em doentes obesos, a dosagem de succinilcolina deve ser ajustada de acordo com o peso real.

· **Rocurónio:** Apesar de um volume de distribuição inferior ao dos indivíduos com peso normal, parece que a farmacocinética e a farmacodinâmica do rocurónio são comparáveis em indivíduos obesos e com peso normal. Por conseguinte, é preferível utilizar o peso ideal para calcular a dose de rocurónio. O rocurónio é utilizado em doentes obesos para indução de sequência rápida.

· O tempo de recuperação é prolongado se o vecurónio for administrado por kg de peso corporal, devido à alteração da depuração hepática e a um maior volume de distribuição.

· **Atracuriurn:** Não foram encontradas diferenças no volume de distribuição, na depuração ou na semi-vida de eliminação. É recomendado em casos de insuficiência renal associada à obesidade, sendo a dose adaptada ao peso corporal ideal.

7- Opiáceos :

· **Fentanil: a** sua distribuição não é particularmente elevada nos doentes obesos. Pode ser utilizado e a dose adaptada ao peso ideal.

· **Sufentanilo**: o seu volume de distribuição está aumentado mas não significativamente e a sua dose é calculada de acordo com o peso corrigido.

O morfinomimético que atualmente oferece mais vantagens para a anestesia do obeso parece ser o remifentanil, devido às suas propriedades farmacológicas: pequeno volume de distribuição, elevada depuração, ausência de efeitos residuais, nomeadamente respiratórios, deve ser prescrito segundo os esquemas habituais e em função do peso ideal.

8- Agentes anestésicos inalados :

· **Óxido nitroso:** Existem muito poucos dados sobre a utilização do óxido nitroso em doentes obesos. A única desvantagem óbvia é a redução da fração de oxigénio inspirado nestes doentes, que correm um risco acrescido de hipoxemia.
· **Halogéneos:** Os anestésicos halogenados solúveis em gordura tendem a acumular-se no tecido adiposo e a quantidade administrada aumenta com o peso corporal para o mesmo efeito farmacológico.

O sevoflurano, que é menos lipossolúvel do que o **isoflurano, está associado a um** aumento das concentrações plasmáticas de fluoreto quando administrado durante períodos mais longos. A acumulação de halogéneos lipossolúveis pode também levar a despertares tardios nesta população, pelo que a utilização de **desflurano, que é** menos lipossolúvel e menos metabolizado, parece ser uma opção lógica.
Em geral, **o sevoflurano** e **o desflurano** são os agentes voláteis de eleição em doentes obesos.

2.4.2. Manobra de Sellick :

Consiste em exercer pressão verticalmente. Esta manobra evita que o conteúdo gástrico regurgite para a faringe, mantendo a pressão do esófago superior à pressão do estômago. Embora defendida na maioria das recomendações internacionais, a eficácia da manobra de Sellick continua a ser controversa, na medida em que pode dificultar a intubação traqueal para o anestesista e ser uma fonte de complicações traumáticas, ou mesmo, paradoxalmente, encorajar a regurgitação do conteúdo gástrico (ver anexo 9).

2.4.3. Indução de sequência rápida:

O objetivo da indução de sequência rápida é conseguir uma intubação rápida para evitar a hipóxia e a inalação.

2.5. Intubação :

2.5.1. Manobra de melhoria da exposição :

🕒 **Pressão sobre a cartilagem da tiroide, BURP**:

A manobra BURP utiliza pressão antero-posterior com tração na parte superior e direita da cartilagem tiroide para melhorar a exposição da glote.

🕒 **Jackson melhorou a sua posição:**

Isto implica colocar o orifício externo do canal auditivo e o manúbrio esternal numa linha horizontal. Este procedimento alinha os eixos bucal, faríngeo e laríngeo para melhorar a exposição da laringe durante a intubação. Para tal, é necessário elevar a cabeça do doente em cerca de 5 cm, utilizando uma almofada (ou campos dobrados). A flexão anterior do pescoço sobre o tórax alinha os eixos faríngeo e laríngeo, enquanto a extensão da cabeça sobre o pescoço alinha o eixo bucal com o eixo faringolaríngeo. A combinação destes movimentos expõe a laringe. Uma posição semelhante pode ser obtida "quebrando" a mesa de pro-tendência no apoio para a cabeça (ver anexo 10).

2.5.2. Intubação difícil :

Uma intubação difícil (ID) requer mais de duas laringoscopias e/ou a utilização de uma técnica alternativa após otimização da posição da cabeça, com ou sem manipulação externa da laringe.

• **Equipamento para intubação difícil :**

A bandeja de intubação difícil deve fazer parte da lista de controlo do bloco operatório. O advento da videolaringoscopia nos últimos anos e o seu desenvolvimento contribuíram para o algoritmo de gestão da intubação difícil no bloco operatório, embora deva ser salientado que a utilização da fibroscopia e da videolaringoscopia requer uma mão experiente.

• **intubação retrógrada :**

É uma técnica de oxigenação e intubação em caso de intubação orotraqueal ou nasotraqueal difícil. A ecografia cervical no bloco operatório facilitou a

execução desta técnica e, consequentemente, reduziu as complicações associadas à sua utilização.
• **Traqueostomia:** rara nos casos em que outras técnicas falharam.

2.7. Manutenção da anestesia :

Devem ser utilizados agentes anestésicos de ação curta para manter a anestesia. Além disso, a monitorização da profundidade da anestesia ajuda a limitar as doses de anestesia e a profundidade do bloqueio neuromuscular.

🕓 **Para os halogéneos:** A utilização de **desflurano**, o menos lipossolúvel e o menos metabolizado. **O sevoflurano** também pode ser utilizado.

🕓 **Propofol** utilizado principalmente no modo AIVOC.

🕓 As propriedades farmacológicas do remifentanil e do **sufentanil** fazem deles os agentes de eleição para a manutenção da analgesia em doentes com obesidade mórbida. São idealmente administrados como anestesia intravenosa dirigida por objectivos.

🕓 **Para curares:** Se for necessário um relaxamento muscular, apenas **o atracuriurn** e **o cisatracuriurn** têm uma cinética ligeiramente alterada em doentes obesos quando administrados de acordo com o peso ideal. A sua manutenção deve ser titulada e monitorizada sistematicamente.

2.8. Ventilação intra-operatória :

Nos doentes obesos, a complacência dos pulmões e da parede torácica é reduzida, a resistência das vias aéreas é aumentada, o volume de reserva expiratório é baixo e a capacidade residual funcional é reduzida, sendo tudo isto exacerbado pela posição supina. Tendo em conta as alterações respiratórias induzidas pela anestesia e pelo relaxamento muscular, bem como o risco de atelectasia perioperatória, o principal objetivo da ventilação intra-operatória em doentes obesos é manter o pulmão "aberto" durante a operação. Ciclo respiratório. Por este motivo, recomenda-se uma PEEP de 6 a 10 para os pacientes obesos, consoante a sua hemodinâmica.

🕓 Modo de ventilação recomendado :

Na prática, é aconselhável utilizar o modo de ventilação a que se está habituado na prática diária, ou seja, aquele com que a equipa está mais familiarizada e que considera ser o mais seguro. O modo de ventilação mais frequentemente utilizado é o modo de volume controlado. O modo controlado por pressão é recomendado por algumas equipas, particularmente durante a laparoscopia, uma vez que a desaceleração da taxa de fluxo melhora a distribuição do fluxo de ar nos alvéolos. No entanto, os estudos que comparam os dois modos de ventilação apresentam dados contraditórios quanto à superioridade de um modo sobre o outro.

3. A fase pós-operatória :

3.1.Despertar e extubação :

Após a avaliação da pontuação de Aldret, a extubação está prevista na posição de proclive no bloco operatório ou na sala de controlo pós-operatório.
A ventilação prolongada deve ser evitada em doentes obesos, dado o elevado risco de complicações respiratórias.

3.2.Agentes antagonistas neuromusculares :

A utilização de antagonização no final da operação terá uma indicação alargada. Os curares são agentes solúveis em água. No entanto, o sector vascular e os compartimentos extracelulares estão aumentados nos indivíduos obesos e, se o sugamadex for utilizado para descurarizar, uma dose de 2 mg.kg-1 de peso ideal mais 40% parece óptima.

3.3. Analgesia :

A analgesia intravenosa multimodal pós-operatória deve ser iniciada no intra-operatório. A administração de morfina deve ser cautelosa. A administração concomitante de oxigénio é obrigatória.

3.4. Tromboprofilaxia :

A prevenção das complicações tromboembólicas deve continuar no pós-operatório, assim como as medidas preventivas como a mobilização e a elevação precoce no pós-operatório. As doses dos medicamentos utilizados para a tromboprofilaxia são adaptadas ao peso e ao IMC.

3.5. Controlo biológico :

- Função renal após cirurgia abdominal de grande porte (síndrome do compartimento abdominal)
- CPK (rabdomiólise)
- Troponina (aumento do risco coronário em doentes obesos).

3.6. Monitorização pós-operatória :

O tratamento pós-operatório de doentes obesos requer um acompanhamento prolongado na unidade de cuidados intensivos, tendo em conta as complicações específicas associadas ao excesso de peso. Para além da monitorização habitual, a vigilância dos obesos requer o conhecimento das complicações específicas desta população e dos métodos para as prevenir e gerir.

4. Principais complicações pós-operatórias:

4.1. Complicações respiratórias :

- Na ausência de monitorização da curarização, a curarização residual é uma complicação frequente no pós-operatório imediato e é responsável pela reintubação, o que pode aumentar a taxa de morbilidade e mortalidade.
- As complicações pulmonares pós-operatórias são mais frequentes em doentes obesos A redução do desempenho ventilatório dura mais tempo após a laparotomia em doentes obesos do que em doentes com peso normal.
- A hipoxémia pós-operatória é frequente.
- A obstrução aguda das vias aéreas superiores é mais comum em doentes com síndrome de apneia do sono, sendo essencial retomar a ventilação assistida assim que o doente acorda.

Prevenção :

- É importante manter os doentes obesos numa posição semi-sentada desde o momento em que acordam, e não os extubar até estarem completamente acordados.
- A fisioterapia respiratória deve ser tão intensiva quanto possível.

4.2. Complicações tromboembólicas :

A incidência de trombose venosa profunda e embolia pulmonar é maior no pós-operatório, devido à estase venosa na veia cava inferior decorrente da imobilidade, pressão abdominal elevada, policitemia, aumento de factores inflamatórios, redução da atividade fibrinolítica e disfunção endotelial. A prevenção baseia-se em medidas tromboprofiláticas durante e após a operação.

4.3. Complicações cardiovasculares :

A doença arterial coronária é uma complicação frequente em doentes obesos após uma operação, principalmente devido ao estado pós-operatório, que agrava o estado cardíaco limítrofe em doentes obesos: hipovolémia, hipoxia, anemia aguda e dor pós-operatória. O interesse de uma boa monitorização pós-operatória é a prevenção da sua ocorrência. Outras complicações cardiovasculares podem ocorrer no pós-operatório, nomeadamente perturbações do ritmo, choque cardiogénico, etc.

4.4. Complicações do sítio cirúrgico :

Incisões mais longas, tempos de operação mais longos, maior trauma tecidular resultante de tração excessiva, resistência reduzida do tecido adiposo e defeitos regionais na oxigenação e vascularização contribuem para uma cicatrização retardada e infecções do local da cirurgia em doentes obesos.

5. ESTUDO DE CASO CLÍNICO :

FASE PRE-OPERATORIA:

5.1. Apresentação de um caso :

A Sra. D.K, 41 anos, casada, natural e residente em RELIZANE, mãe de 3 filhos, pesando 110 kg para uma altura de 165 cm; com antecedentes de hipotiroidismo em tratamento há um ano e hipertensão arterial não controlada, admitida no serviço de cirurgia geral do CHU MOSTAGANEM para uma cirurgia programada de tiroidectomia.

5.2. A história da doença :

Há um ano, o doente apresentou-se com um inchaço visível na região anterior do pescoço. A investigação revelou hipotiroidismo com uma tiroide micronodular sem adenopatias na ecografia. Foi dada indicação para tiroidectomia e o doente foi encaminhado para a nossa consulta de anestesia.

5.3. Consulta anestésica :

5.3.1. Questionar :

• Antecedentes pessoais: alergia ao pó.

• Médico :

-Hipotiroidismo a levotirox 150mg durante 1 ano.

-Hipertensão não monitorizada.

-Colonopatia funcional com tendência para a obstipação.

-Noção de alergia: alergia ao pó sem tratamento.

• cirurgia: apendicectomia há 17 anos, sob anestesia geral, sem complicações.
• obstétrica: uma cesariana há 8 anos sob ALR sem complicações.

• História familiar: RAS

5.3.2. Dados renorfológicos :

• Género: feminino

• Idade: 41 anos

• Peso 110 kg, altura 1,65m

• IMC: 40,4 kg/m2 (obesidade mórbida).

• peso ideal: = (165) - 100 - ((165 - 150) /2,5) = 57,5 kg

• peso ajustado = (57,5) + 0,4 (110- 57,5)=78. 4 kg

5.3.3. Avaliação da função respiratória :

Doente eupneico com boa amplificação torácica, sem deformidade da caixa torácica, murmúrio vesicular claramente percetível em ambos os campos pulmonares e ausência de estertores brônquicos Sem patologia respiratória subjacente

- Frequência respiratória: 12 ciclos/min.

- SPO2: 97

- Cálculo do "stop bang": A pontuação é de 4 pts

ressonar	0 "pt"
fadiga diurna	1 "pt
apneias observadas pelo cônjuge durante a noite	0 "pt"
HTA	1 "pt
IMC (>35kg/m2)	1 "pt
Idade (>50 anos)	0 "pt"
tamanho do pescoço > 40cm	1 "pt
Sexo masculino	0 "pt"

Risco grave de AOS stop bang >2 associado a IMC >35

5.3.4. Avaliação cardiovascular :

• Ausência de sinais de insuficiência cardíaca

• Ritmo cardíaco regular; ausência de sopros; pulso periférico presente e simétrico. Frequência cardíaca 89 bpm, tensão arterial 140/70 mmHg.

• ausência de varizes nos membros inferiores

• Capital venoso: acesso venoso difícil (veias não visíveis).

5.3.5. Avaliação digestiva :

• abdómen grande e inchado,

• ausência de circulação colateral

• Trânsito abdominal lento

• A pontuação Apfel do doente é de 61%.

	Sim	não	pontos
Sexo feminino	1		1
Fumar	0	1	1
História da transporte	1	0	1
Morfina pós-operatória	1	0	0
Pontuação Apfel	3 pontos = 61		

5.3.6. Avaliação renetabólica :

- Obesidade mórbida com um IMC de 40,4 kg/m2
- Não há sinais de diabetes.

5.3.7. Exarnen das vias respiratórias superiores :

✓ procura de critérios para intubação difícil :

- IMC 40 kg/m2
- Pescoço curto
- Mallampatie 2
- Coluna cervical flexível e móvel.
- Abertura da boca superior a 3,5 cm.
- Sem dentaduras.
- Distância tireo-cinza inferior a 6,5 cm.

✓ procura de critérios de ventilação com máscara difícil :

- IMC a 40 kg/m2
- Sem patologia mandibular ou dentária
- Sem ressonar
- Risco grave de AOS stop bang >2 associado a IMC >35

Conclusão: Fornecer ventilação e intubação difícil.

5.3.8. A para-clínica Exarnens :

❖ **Os Exarnens Biológicos :**

• Grupos sanguíneos: O positivo

• Contagem de fórmulas sanguíneas :

-Glóbulos brancos: 6,34x103/mm3

-Glóbulos vermelhos: 5,40x106/mm3

-Nível de hemoglobina: 12,3 g/dl

-Haematócrito: 41.4

-CCMH: 32,1g/dl

-Linfócitos: 2, 68x10 3 /mm3 (42,3%)

-monócitos: 0,49x103/mm3 (7,7%)

-Plaquetas: 264x 10 3 /mm3 Interpretação: Sem anomalias.

❖ Teste de hemostase: correto

• TP: 100%.

• TCK: 9,80 seg. (controlo 11,00 seg.)

❖ Testes bioquímicos:

• Glicose no sangue: 1,08 g/1 (jejum normal)

• Ureia: 0,26 g/I (normal)

• Creatinemia: 05mg/1(normal)

• Cálcio no sangue: 85,00mg/l (limite inferior)

• Fósforo: 33,00 mg/l (normal)

❖ Testes hormonais :

• TSH: 8,1µUI/ml (aumentado)

• FT3: 4.090 pmol/l (normal)

• FT4: 19,94 pmol/l (normal)

❖ Citopunctura: Citologia suspeita, classe IV de Bethesda, a ser verificada por histologia.

5.3.9. Exarnens radiológicos :

❖ radiografia frontal do tórax: sem desvio da traqueia; sem imagens parenquimatosas ou pleurais patológicas; silhueta cardíaca normal.
❖ ECG: ritmo sinusal regular a 72/min, sem perturbações da repolarização, sem sinais de sobrecarga ventricular.
❖ Ecografia cervical: micronódulo tiroideu cento-lobular direito, classificado EU-TIRADS 4, numa glândula tiroideia com ecoestrutura ligeiramente alterada, distiroidismo, provavelmente inflamatório.
Ausência de adenopatia ao longo dos eixos vasculares.

❖ Ecografia cardíaca :

- VE não dilatado e não hipertrofiado.
- Boa cinética segmentar e global.
- Boa função sistólica.
- A pressão de enchimento do VE não é elevada.
- OG de tamanho normal.
- Sem doença valvular mitral ou aórtica significativa.
- Câmaras direitas não dilatadas, boa função sistólica do VE.
- Sem PAH.

❖ Nasofibroscopia: cavidades nasais livres. Cordas vocais com aspeto e mobilidade normais.

5.4. Avaliação dos riscos e problemas perioperatórios :

5.4.1. Problemas colocados pelo doente : Respiratórios :

✓ IMC: 40,4 kg/m2 é obesidade mórbida

✓ Diminuição da CRF, compressão diafragmática

➡ Hipoxemia perioperatória devido a alterações respiratórias associadas à obesidade

Cardiovascular :

✓ Hipertensão: aumento da tensão arterial

✓ perturbação do ritmo perioperatório

✓ síndrome coronária aguda

✓ Aumento do risco de doença tromboembólica em pessoas obesas

✓ Risco de neuropatia pós-operatória e rabdomiólise devido à compressão dos tecidos moles.

Outros problemas :

✓ Risco aumentado de dislipidemia IMC > 21kg/m2.

✓ Risco de cicatrização lenta e deficiente da ferida cirúrgica.

5.4.2. Riscos associados à anestesia :

-Gestão das vias respiratórias e ventilação

✓ Dificuldade de ventilação com máscara (a presença de um único critério para a ventilação com máscara difícil).

✓ Risco de intubação difícil

✓ Ausência de reserva e risco de dessaturação rápida (redução da capacidade residual funcional e aumento do consumo de oxigénio).

✓ Risco de complicações na indução, nomeadamente broncospasmo **Risco de estornac :**

✓ Distúrbios digestivos pós-operatórios: náuseas, vómitos e distúrbios de trânsito muito comuns em doentes obesos.

✓ Aumento do risco de inalação após a indução anestésica.

Alterações da farmacocinética dos medicamentos :

✓ Risco de hipersensibilidade a fármacos anestésicos.

✓ Risco de utilização de doses elevadas dada a lipossolubilidade dos produtos anestésicos utilizados.

✓ Aumento da eliminação de fármacos anestésicos.

✓ Risco de atraso no despertar: dosagem incorrecta dos agentes anestésicos. E aumento das concentrações de glicoproteínas ácidas alfa 1, daí a noção de anestesia residual.

✓ Risco de libertação de anestésicos lipossolúveis.

✓ Instabilidade hemodinâmica relacionada com o aumento do volume de distribuição e da lipossolubilidade dos fármacos anestésicos.

Problemas pós-operatórios:

✓ A utilização de morfina aumenta o risco de náuseas e vómitos no pós-operatório.

5.4.3. Riscos associados à cirurgia :

✓ Risco de hemorragia intra-operatória devido a lesão dos vasos cervicais, particularmente no caso de curagem jugulocarotídea.

✓ Risco de paralisia do nervo laríngeo superior e recorrente.

✓ NVPO na unidade de cuidados intensivos: a extensão da cabeça é um dos factores que contribuem para a NVPO.

✓ Hipocalcemia: em casos de tiroidectomia total ou subtotal.

5.4.4. Riscos de instalação :

A cabeça é colocada em hiperextensão numa posição estritamente sagital, eventualmente mantida por uma bandolete e uma ligadura adesiva, o que ajuda a reduzir as dores cervicais pós-operatórias.

✓ Os braços são mantidos ao lado do corpo, enquanto a mesa é colocada numa posição de proclive de cerca de 25° para encorajar a drenagem venosa da glândula tiroide, mas isto pode levar a uma queda do retorno venoso e do débito cardíaco.

✓ Dificuldade em aceder à cabeça do doente e à linha venosa periférica.

✓ neuropatia de compressão pós-operatória ou rabdomiólise.

🕓 **No total :**

A Sra. D.K, 41 anos, hipertensa, com um IMC de 40 kg/cm2, vai ser submetida a uma tiroidectomia. Os exames pré-operatórios são efectuados sem qualquer anomalia específica, o doente está classificado como ASA3, está prevista uma intubação difícil.

5.5.Escolha da técnica anestésica :

Para a tiroidectomia, a anestesia geral é a técnica de eleição. Pode ser combinada com um bloqueio superficial do plexo cervical para melhorar a analgesia perioperatória. O doente foi programado para tiroidectomia sob anestesia geral.

5.6. Informar o doente:

Durante a consulta de anestesia, na presença da unidade de cuidados intensivos, do anestesista e da equipa cirúrgica, a doente deve ser informada das diferentes etapas do seu tratamento, da sua duração aproximada, bem como do eventual risco de complicações perioperatórias inerentes à anestesia, ao procedimento cirúrgico, mas sobretudo em relação à sua hipertensão arterial e obesidade. A informação ajuda a reduzir o nível de ansiedade da doente e favorece a sua cooperação durante todo o processo.

5.7. Preparação do doente :

✓ A perda de peso é recomendada para melhorar as condições perioperatórias, mas neste caso esta medida não pode ser respeitada devido ao carácter urgente da patologia cirúrgica.
✓ Pré-medicação :

O eutiroidismo é essencial para os doentes submetidos a tiroidectomia. O objetivo da preparação médica para a operação é abrandar a produção hormonal ou, pelo menos, reduzir os efeitos centrais e periféricos das hormonas da tiroide. Prevenção de náuseas e vómitos.
✓ Enxaguar: 2 horas para líquidos claros, 6 horas para uma refeição ligeira e pelo menos 8 horas para uma refeição completa.

6. Estádio intra-operatório :

6.1. Preparação do bloco operatório :

• Verificação do processo do doente, da sua identidade, idade, controlo pré-operatório e registo de anestesia.

• Verificação da lista de controlo

• Verificação do respirador e dos gases

• Verificação do circuito de aspiração

• Preparação Tabuleiro de intubação difícil

• Preparação do colchão e da manta térmica

• Controlo do cumprimento dos requisitos de jejum pré-operatório

6.2.Instalação e controlo :

O doente é colocado em posição supina, com a cabeça numa posição de proclive (aproximadamente 25°), coberto por um cobertor aquecido.

✓ Monitorização não invasiva :

- Electrocardioscópio com análise do segmento ST
- Pressão arterial não invasiva (NIBP), braçadeira de pressão arterial mal ajustada no braço direito
- Oxímetro de pulso SPO2
- Capnografia
- Controlo da curarização
- Os parâmetros no momento da instalação são :

-Pressão arterial =150/75mmhg

- FC=100 batimentos/min

- FR=12ciclos/min

- SP02=99

✓ acesso venoso às 08:38 min:

Abordagem difícil: após várias tentativas, foi efectuada uma VVP no cotovelo esquerdo (20G) e foi instalado um tubo de extensão para permitir a realização de injecções fora do campo operatório.

Solução salina isotónica de baixo fluxo.

6.3.Pregação:

- Profilaxia antibiótica 2 g de cefazolina 30 min antes da indução
- Prevenção de náuseas e vómitos com dexametasona 8 mg.

6.4.Pré-oxigenação: início às 8h45

Pré-oxigenação durante 05 minutos com Fi02 igual a 1 e PEEP 5mmhg

6.5.Indução de anestesia geral às 8h50:

- Na presença de dois anestesistas.
- Indução de sequência rápida (narco-analgesia -curare).
- Manobra de Sellick.

• Medicamentos anestésicos :

- Propofol 3mg/kg (3mg*57,5kg=173mg)

- Fentanil 3µg/kg (3µg *57,5kg =173 µg)

- Rocurónio 0,6mg/kg (0,6mg *57,5kg =35 mg)

• tensão arterial: 110/50mmhg

• Ventilação manual por máscara com cânula de Guedel colocada.

6.6.Dntubação às 08:54 rnin :

• Exposição à laringoscopia Cormack 4

• Tentámos melhorar com a manobra BURP, mas ainda assim cormack4

• Duas tentativas falhadas de intubação às cegas, a segunda utilizando a vela de Bousignac

• o doente dessaturou 90% do tempo

• o doente foi novamente tratado com uma máscara facial até a saturação atingir 100%.

• Intubação utilizando o Bougie de Boussignac com uma sonda de intubação N°7.5

• Ventilação manual e auscultação pulmonar após insuflação do balão: o fluxo de ar era simétrico bilateralmente em ambos os campos pulmonares

• fixação da sonda com gesso e fita de gás

• Colocação da cânula de Guedel

• Instalação de um filtro antibacteriano no circuito de ventilação.

• Paciente ligado ao aparelho de anestesia e ao capnógrafo às 08:59.

• Re auscultação de ambos os campos pulmonares com boa passagem de ar ventilado, simétrica e bilateral

• Fecho e proteção dos olhos

• Colocação de uma sonda nasogástrica.

• preparação de uma cateterização da bexiga.

6.7. Parâmetros ventilatórios :

- Ventilação com controlo de volume, circuito semi-fechado, VT 460 ml.
- FR a 12/min a ajustar em função da EtCO2
- Tempo inspiratório sobre tempo expiratório 1/2.
- PEEP a 10 cm de H2O e consoante a hemodinâmica do doente
- Ventilação com uma mistura 50/50 de O2/N2O.
- Pressão máxima: 38 mm hg.

6.8. Passar para a posição cirúrgica às 09h 01rnin :

- A cabeça é colocada em hiperextensão numa posição estritamente sagital, eventualmente fixada por uma fita adesiva.
- Colocação de um bloco na ponta da omoplata.
- verificar sempre a sonda de intubação aquando da instalação.

6.9. Decisão às 09:08:

- Tensão arterial: 100/50 mmhg
- Frequência cardíaca: 85 batimentos/min.
- Spo2 :100%.

6.10. Manutenção da anestesia :

- Manutenção com : Sevoflurano a uma concentração de 2,5% combinado com bólus de propofol.
- Bolus de fentanil de 50 µg o doente necessitou de 3 bolus durante a operação.

6.11. Monitorização intra-operatória :

- Foram registados vários episódios de taquicardia, com picos de tensão arterial que estabilizaram após o aprofundamento da anestesia.
- Aos 50 minutos após a indução, observou-se um aumento das pressões ventilatórias de cerca de 38mmhg, coincidindo com um pico de taquicardia e pressão arterial que se resolveu com o aprofundamento da anestesia.

• Sem problemas com o capnógrafo (normocapnia a 36mmhg)

• Ausência de hipóxia intra-operatória.

Tiroidectomia efectuada sem incidentes cirúrgicos

7. Despertar e extubação :

✓ Administração de 1g de paracetmol + parecoxib (sódio) 40 mg IVL

✓ Parar de utilizar sevoflurano e óxido nitroso e repor a FiO2 a 100% no circuito aberto.

✓ Colocar a mesa novamente na posição de Trendelenburg.

✓ Aspiração do conteúdo gástrico e remoção do tubo gástrico no final do procedimento, seguida de uma aspiração oral cuidadosa.

✓ O doente está normotérmico.

✓ PEEP sempre mantida até a extubação.

❖ Sinais de despertar às 10h45:

✓ Hemodinamicamente estável com FC 98 batimentos/minuto, PA: 160/08 mmhg

✓ Reinício da ventilação espontânea; mobilização do VT =405 ml, FR=14 ciclos/min, SPO2 =97% em ar ambiente

✓ Recuperação dos reflexos laríngeos, descurarização completa.

✓ Uma boa maneira de recuperar a consciência.

✓ Abrir os olhos.

❖ extubação na mesa de operações às 10h59: sem intercorrências

8. Fase pós-operatória :

✓ Transferência do doente para a sala de controlo pós-operatório

✓ Os seus parâmetros hemodinâmicos mantiveram-se bons:

-BP: 140/80mmhg

- FC: 88 batimentos/min
- FR: 12 ciclos/min
- SPO2:100%

-T°: 36.8°C

- Diurese correcta
- Escala de avaliação da dor VAS de 3 pontos

✓ Não foram registados quaisquer incidentes.

✓ O seu ficheiro de tratamento pós-intervenção continha.

- Enoxaparina 0,4 ml SC /D até à deambulação.
- Omeprazol 40mg/d IVl/d (recebido).
- Cefazolina 1g IV/6h durante 24h (recebido).
- paracetamol 1g IVL / 6h durante 48h recebido.
- parecoxib (sódio) 40 mg /12 h IVL.

• Ração básica de hidratação e electrólitos. Foi pedida uma avaliação fosfocálcica. Boa evolução clínica com bom seguimento cirúrgico.

CONCLUSÃO GERAL

A anestesia de doentes obesos é, portanto, um verdadeiro desafio para a equipa de anestesia, que deve prestar cuidados de elevada qualidade para garantir uma recuperação pós-operatória sem complicações. Isto requer uma equipa de cuidados treinada e motivada.

BIBLIOGRAFIA

❖ **Os livros :**

1. J.-E. Bazin, P. Coriat, editor: Arnette. Anestesia e reanimação do paciente obeso. Controlo, prevenção de complicações e cirurgia.
2. Xavier Sauvageon, Pierre Viard, Jean-Pierre Tourtier. Produtos de anestesia.
3. 41 obesidade, SAOS e anestesia L. Portmann, E. Albrecht. Manuel pratique d'anesthésie.
4. Bernard DALENS. Traité d'anesthésie générale, publicado por Arnette.
5. MAPAR. Protocolos 2022. Serviço de Anestesia e Cuidados Intensivos de Bicêtre, 16ª edição.
6. Le Guide de l'infirmier anesthésiste editions 2013. Páginas (291-292-293)

❖ **Artigos científicos :**

1. Audrey De Jong, Daniel Verzilli, Yvan Pouzeratte, Alice Millot, Michaela Penné, Gérald Chanques, Samir Jaber, PhyMedExp, Universidade de Montpellier, INSERM, CNRS, CHU Montpellier; Département d'Anesthésie-Réanimation, Hôpital Saint-Eloi, 80 avenue Augustin Fliche, 34295 Montpellier cedex, França. SFAR - The Essential Conference 2018 - SFAR. Anestesia-reanimação do obeso grave.
2. S. Valette, R. Cohendy. Anestesia e obesidade -2008 Département Urgences-Réanimation, CHU de Nîmes, 30029 Nîmes Cedex 9.
3. Pr. Gilles Dhonneur. Hôpitaux Universitaires- Paris Seine -St- Denis Faculté de Médecine Paris 13 Autour de l'Obèse Gestion des Médicaments.
4. G. Lebuffe, G. Andrieu, F. Wierre, K. Gorski, V. Sanders, N. Chalons, B. Vallet. Anestesia no painel de obesos. Anestesia no painel de obesos.
5. Dominique SERGENT, Laurent GUIGNARD, Tony JOUIN. OS CONSTRANGIMENTOS DA ANESTESIA EM CIRURGIA GERAL EM PACIENTES OBESOS.
6. I. AISSA, F. CLERGUE. Hôpital Tenon, Paris, Hôpital Cantonal Universitaire de Genève.anestesia do paciente obeso: problemas cardíacos e respiratórios
7. M Carles, M Raucoules-Aimé Pôle d'Anesthésie Réanimations CHU de Nice. Farmacologia anestésica do indivíduo obeso.
8. Dr. AF DALMAS-LAURENT JLAR 2011. SOLUÇÕES ESPECÍFICAS PARA ANESTESIA EM OBESOS MÓRBIDOS.

9. Dr Audrey, DE JONG Departamento de Anestesia e Cuidados Intensivos, Pr Samir Jaber. Gestão peri-operatória de pacientes obesos. Centro Multidisciplinar de Gestão da Obesidade, Pr David Nocca CHU Montpellier.
10. Ben Souissi Asma Service d'Anesthésie-Réanimation-SMUR CHU Mongi Slim La Marsa, Tunísia. Avaliação pré-operatória de pacientes obesos.
11. J.E. Bazin, J.M. Constantin, G. Gindre, C. Frey Département d'anesthieréanimation, Hôtel-Dieu, centre hospitalier universitaire, BP 69, 63003 Clermont-Ferrand cedex, Anaesthesia in obese patients.
12. Dr. Khalil Tarmiz. Colégio Nacional de Anestesia e Reanimação 2007-2008. Gestão anestésica do paciente obeso.

13. Audrey de Jong, D. Verzilli, Gerald Chanques, E. Futier, Samir Jaber. Risco pré-operatório e gestão perioperatória de pacientes obesos.
14. Jean-Étienne Bazin, Diretor de Investigação; Pierre Coriat, Diretor de Investigação Philippe Juvin. Anestesia e reanimação do paciente obeso: gestão, prevenção de complicações e cirurgia.
15. Anestesia em pacientes obesos. Dr. Olivier PERUS, PH PAR Hôpital Archet 2.
Dr. Mehdi Smati. Anestesista reanimador, Hospital de Montreuil. Gestão de pacientes obesos em anestesia.

❖ **Sítios Web :**

• http://www.cfcopies.com/V2/leg/leg_droi.php

• http://www.culture.gouv.fr/culture/infos-pratiques/droits/protection.htm

• https://serval.unil.ch/resource/serval:BIB_07DB168AF17D.P001/REF

• https://www.nysora.com/fr/anesth%C3%A9sie/ob%C3%A9sit%C3%A9/

• https://www.allodocteurs.fr/se-soigner-chirurgie-anesthesie-anesthesie-quelle-prise- encharge-for-obese-persons-19941.html

• https://www.srlf.org/wp-content/uploads/2015/11/20110617-JForm-EmergenciesHonour.pdf

• https://www.decitre.fr/livres/anesthesie-et-reanimation-du-patient-obese-9782718412054.html

• https://www.mapar.org/article/1/Communication%20MAPAR/h1lhsmss/Particul ari t%25C3%25A9s%20farmacológicas%20li%25C3%25A9es%20%25C3%25A0 %20l%25E2%2580%2599ob%25C3%25A9sit%25C3%25A9.pdf

• Sítio Web: www.sfar.org

ANEXOS

EVALUATION OF MANDIBULAR SPACE

THYROMENTAL DISTANCE (PATIL'S TEST)

- Distance from the tip of thyroid cartilage to the tip of inside of the mentum.
- Neck fully extended / mouth closed

>6.5 cm	No problem with laryngoscopy & intubation
6 – 6.5 cm	Difficult laryngoscopy but possible
<6 cm	Laryngoscopy may be impossible

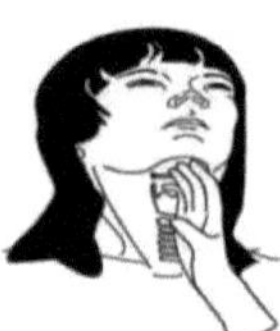

Significance

- Negative result – the larynx is reasonably anterior to the base of tongue

APÊNDICE 1 (AVALIAÇÃO DO ESTADO DA

Score de Mallampati

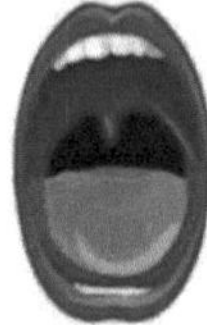

CLASSE 1
Toute la luette et les loges amygdaliennes sont visibles.

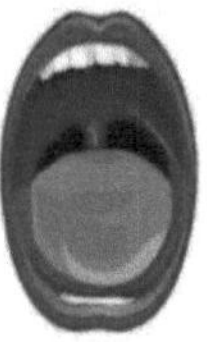

CLASSE 2
La luette est partiellement visible.

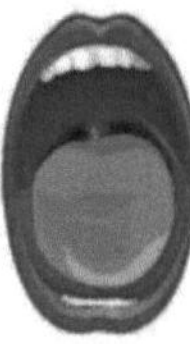

CLASSE 3
Le palais membraneux est visible.

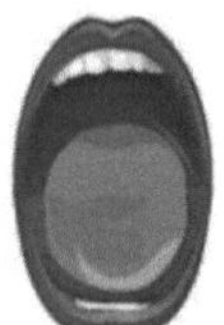

CLASSE 4
Seul le palais osseux est visible.

APÊNDICE 2 (PONTUAÇÃO DE MALLAMPATIE)

INTUBATION DIFFICILE
Cormack et Lehane

1 2 3 4

Grade 1	**fente glottique entièrement vue**
Grade 2	**partie antérieure de la glotte vue**
Grade 3	**seule épiglotte visible**
Grade 4	**épiglotte non visible**

16

APÊNDICE 3

STOP-BANG questionnaire*

STOP		
S (snore)	Do you *snore* loudly (louder than talking or loud enough to be heard through closed doors)?	Yes/No
T (tired)	Do you often feel *tired*, fatigued, or sleepy during daytime?	Yes/No
O (observed)	Has anyone *observed* you stop breathing during sleep?	Yes/No
P (blood pressure)	Do you have or are you being treated for high blood *pressure*?	Yes/No
BANG		
B (body mass index [BMI])	*BMI* > 35 kg/m²?	Yes/No
A (age)	*Age* > 50 years?	Yes/No
N (neck)	*Neck* circumference > 40 cm?	Yes/No
G (gender)	*Gender* male?	Yes/No

Yes to ≥ 3 questions = high risk of obstructive sleep apnea
Yes to < 3 questions = low risk of obstructive sleep apnea
*Adapted from Chung et al.[20]

• Baixo risco de SAS se entre 0 e 2

• Risco moderado de SAS 3-4

• Risco SAS grave>4 OU stop >=2e DMO >35 OU STOP>=2 e perímetro do pescoço >40crn

APÊNDICE 4 (Questionário STOP-BANG)

Classification de la NYHA	
Classe I	Patient porteur d'une cardiopathie mais sans aucune réduction de l'activité physique.
Classe II	Légère limitation de l'activité physique. Aucune gêne au repos mais l'activité quotidienne ordinaire entraîne une fatigue, une dyspnée ou des palpitations.
Classe III	Limitation marquée des activités physiques. Il n'y a pas de gêne au repos mais une activité moins importante qu'à l'accoutumée provoque des symptômes.
Classe IV	Impossibilité de poursuivre une activité sans gêne : les symptômes de l'insuffisance cardiaque sont présents, même au repos, et la gêne est accrue par toute activité physique.

APÊNDICE 5 (Pontuação da NYHA)

Score de risque cardiaque de Lee		
Calcul du score de Lee classique	Facteur de risque	Calcul du score de Lee clinique
1 point	**Chirurgie à haut risque** définie par une chirurgie vasculaire supra-inguinale, intrathoracique ou intrapéritonéale	
1 point	**Coronaropathie** définie par un antécédent d'infarctus du myocarde, un angor clinique, une utilisation de nitrés, une onde Q sur l'ECG ou un test non invasif de la circulation coronaire positif	1 point
1 point	**Insuffisance cardiaque** définie par un antécédent d'insuffisance cardiaque congestive, d'œdème pulmonaire, une dyspnée nocturne paroxystique, des crépitants bilatéraux ou un galop B3, ou une redistribution vasculaire radiologique	1 point
1 point	**Antécédent d'accident vasculaire cérébral ischémique** ou d'accident cérébral ischémique transitoire	1 point
1 point	**Diabète** avec insulinothérapie	1 point
1 point	**Insuffisance rénale chronique** définie par une créatinine > 2,0 mg/dL (177 µmol/L)	1 point

APÊNDICE 6 (Pontuação LEE)

	Oui	Non	Score d'Apfel	Risques de NVPO
Sexe féminin	1	0	0	< 10 %
Tabagisme	0	1	1	21 %
Antécédents de NVPO et/ou de mal des transports	1	0	2	39 %
Morphine post-opératoire	1	0	3	61 %
Score d'Apfel	0 à 4		4	79 %

APÊNDICE 7 (PONTUAÇÃO APFEL)

Tabela: Profilaxia com medicamentos tromboembólicos em doentes obesos

Medicamentos	50 kg	50a 100kg	100a150kg	Sup150kg
Enoxaparina	20mg1/d	40mg1/d	40mg2/d	60mg2/d
Dalteparina	2500u1/d	5000u1/d	5000u2/d	7500u2/d
Tinzaprina	3500u1/d	4500u1/d	4500u2 /d	6750u2/d

ANEXO 8 (PROFILAXIA MEDICAMENTOSA)

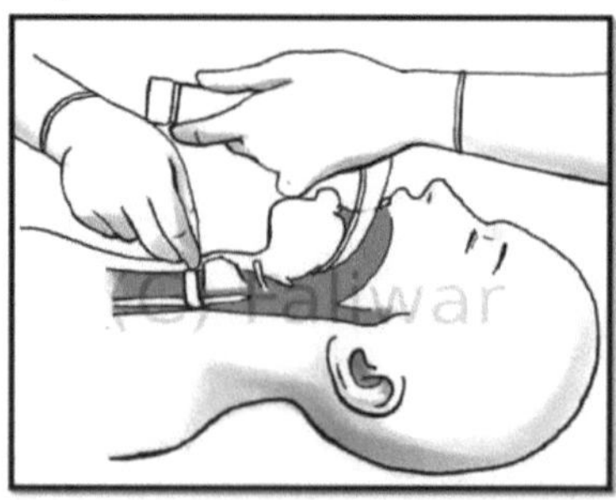

APÊNDICE 9 (MANOBRA DE SELLIK)

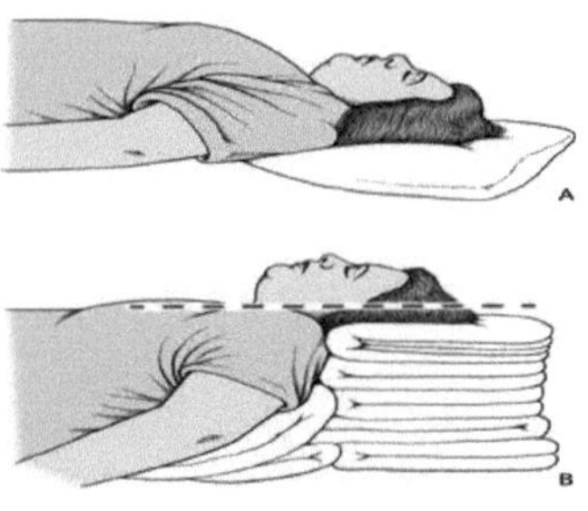

APÊNDICE 1O (POSIÇÃO DE JACKSON)

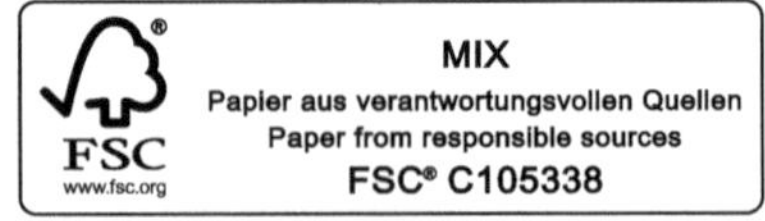

Printed by Books on Demand GmbH, Norderstedt / Germany